JN296116

三 訂
補聴器のフィッティング

大和田　健次郎

岩崎学術出版社

はじめに

　補聴器はうるさいばかりで肝腎のことばがはっきりしないとよくいわれる。本書はこのような難聴者に，ことばがよくわかる補聴器を装用させる方法を簡略に記したものである。
　ことばがよくわかり，快適に使える補聴器を選び調整することを補聴器のフィッティングというが，その方法はいくつもある。どの方法でもよいが，なるべく簡単で，短時間でできるものが好ましい。どんな方法でも難聴者の感覚に従って再調整することは同じである。
　本書は著者が10年来行っている方法を述べたものである。欧米の方法とは考え方が違うが単純であって，定めた目標に合う補聴器の選択を間違わなければ，よい効果をあげることができる。
　内容は前編と後編に別れている。前編では著者の方法を主として述べてある。後編は補遺のようなもので，補聴器装用に関係する事項の解説と考えて頂きたい。したがって前編と重複しているところもあるが，お許し願いたい。
　本書をフィッティングの入門書と考えて，まだ未解決の部分をもつ補聴器装用について，さらに良いフィッティング方法を考案されることを望むものである。

1987年12月

三訂にあたって

　本書が一度改訂されたのは1992年で，当時は一般に補聴器への関心が少なかった。最近になって高齢者の増加とともに補聴器が重視されてきた。

　高齢者対策の中に言語聴覚士の制度が制定されたが，その主流は失語症のリハビリであった。その結果，補聴に関する知識がきわめて少なく，補聴器のフィッティングも業務の中にありながら対応できないようである。

　補聴器供給者は，難聴で不自由している人々に補聴器のフィッティングを正しく行い，コミュニケーションが快適にできるように努力してほしい。その参考になれば幸である。

2004年3月

三訂
補聴器のフィッティング

目　次

はじめに

前編：フィッティングの進め方

1節　難聴と補聴器　*12*
　難聴者の話をよく聞く
　難聴の聞こえ
　補聴器の適応
　補聴器とその使い方
　補聴器に関係することばの説明

2節　補聴器と難聴　*18*
　箱形補聴器
　耳掛形補聴器
　挿耳形補聴器
　耳穴形補聴器
　眼鏡形補聴器
　骨導補聴器
　イヤモールドの作成

3節　フィッティングの目的　*29*
　フィッティングに関することばの説明

4節　フィッティングの方法　*32*
　フィッティングに必要な機器と使いかた
　フィッティングの進めかた
　望ましい補聴器特性

補聴器の調整
　　補聴器特性測定装置を持たない場合

5節　装用時の調整　*43*
　　補聴器を持っている場合
　　補聴器装用に備えておくと便利な器具

6節　補聴器使用上の注意　*50*

後編：フィッティングの詳細

1節　補聴器の変遷　*54*

2節　補聴器装用の前に　*57*
　　診断と治療を先に
　　装用のカウンセリング

3節　補聴器を通した聞こえの不満　*59*
　　周囲の音が大きくてうるさい
　　雑音があると聞きにくい
　　少し離れると聞きにくい
　　衝撃音が耳にひびく
　　音は聞こえるがことばがはっきりしない

4節　補聴器装用に関して決めること　*62*
　　補聴器の効果とは
　　どちらの耳に使うか
　　補聴器の選定
　　イヤモールドの必要性とデザイン

5節　補聴器の形と構造　*67*
　箱形補聴器
　耳掛形補聴器
　耳掛形補聴器いろいろ
　挿耳形と耳穴形
　骨導補聴器
　FM補聴器

6節　補聴器フィッティングのための測定　*74*
　SPLヒアリングメータ（SPLメータ）
　補聴器用イヤホンによる測定をオージオメータで行う方法
　オージオグラムと補聴器出力音圧の比較

7節　聴覚の測定　*79*
　音場での測定方法
　最小可聴値の測定
　不快レベル（LDL，UCL）の測定
　快適レベル（MCL）について

8節　音の測定　*89*
　音圧の単位と基準
　音圧の測定
　2ccカプラと感覚的大きさの関係

9節　補聴器特性測定方法　*97*
　補聴器の測定装置
　測定方法
　　音圧較正／補聴器のJIS規格
　フィッティングのための測定

基準となる周波数レスポンス／最大音響利得／最大出力音圧／
音質調整／音量調整と出力音圧調整／非直線増幅／ひずみ率

10節　補聴器の測定　*116*
補聴器を選ぶとき重視する特性
入力となることばの周波数と強さ
補聴器
　箱形補聴器／耳掛形補聴器／耳穴形補聴器／クロス形補聴器／
　デジタル補聴器

11節　フィッティング　*127*
フィッティングの変遷
フィッティング方法
　実耳挿入利得／functional gain／ＳＰＬメータによるフィッティ
　ング方法（大和田法）
フィッティング後の補聴器の使い方
装用後の苦情対策
補聴器フィッティングのまとめ

12節　補聴効果の評価　*145*

13節　補聴器の故障　*149*

14節　幼小児の補聴器　*152*
OCR 測定方法
遊戯聴力検査
幼小児の聴性行動観察

あとがき

前　編
フィッティングの進め方

1節　難聴と補聴器

　難聴者，特に高齢者は耳が遠くなるのは年齢のせいだと思い直ちに補聴器を買いにゆく。この習慣は間違いである。難聴には種々の原因があり，治療すれば回復することもあるので，まず耳鼻科医の診断を受けるのが順序である。補聴器を使うかどうかはその後にきめる。

　補聴器は簡単にいえばマイクロホンで音をとり，それを増幅してイヤホンで聞くという携帯用の増幅器である。補聴器はことばがよくわかるようにするものであるが，ただ音を大きくすればよいわけではない。聴力の障害にはいろいろな形があるので，まず聴力を測り，それに合わせて補聴器を選び，調整して，はじめてよく聞こえる補聴器になる。

　難聴者に適合した補聴器を装用させるのにいろいろ方法があってフィッティングという。このフィッティング方法を駆使することによって，初めて満足できる補聴器を供給することができる。

1. 難聴者の話をよく聞く

　補聴器を使いたいという人は，難聴で不自由を感じているからである。補聴器はその不自由を軽減するものであるが，装用に先立ってまず難聴者の日常の状態をよく聞くことから始める。

　補聴器のフィッティングのための測定は必ず行わなければならないが，高齢者ではフィッティングに直接関係のない余計なことと思われる話もよく聞いてあげるようにしたい。しかしこれとは逆に，話だけよく聞いて，フィッティングの測定を省略してはいけない。

　対話のときに，中等度までの難聴ならば少し大声で話せばわかる。よく聞きとれなかったり，難聴が高度のときは，広帯域の箱形補聴器を使って会話すると，話がわかるし，明瞭さの程度を知る目安に

もなる。

　また補聴器の使い方や操作の方法を説明してもすぐに忘れてしまうことが多いので，根気よく指導する。要するに聴覚障害者への心遣いが大切である。

　2．難聴の聞こえ

　難聴には中耳疾患のように，音を伝える部分の障害による伝音難聴と，伝音系は正常で内耳に障害がある感音難聴がある。どちらも音を大きくしなければ聞こえないが，感音難聴では聞こえる音の性質が伝音難聴と違っていて，聞きとりに大きく影響する。感音難聴では純音を聞いても正常者のように単純でソフトに聞こえるのでなく，ひずみが多く，雑音に近く聞こえることもある。そのため，ことばが明瞭に聞こえない。

　感音難聴に補聴器は使えないという人もいたが，現在では老人性難聴も含めて，補聴器は感音難聴で多く使われている。

　3．補聴器の適応

　難聴で不自由を感ずるときは，すべて補聴器の適応と考えてよい。軽度だからいらないとか，高度難聴だから役にたたないということはない。しかし補聴器を使った人の話では，補聴器はうるさいばかりで，ことばがわからないというのが多い。これは補聴器の購入方法に原因がある。わが国では大体において，難聴者に補聴器を聞かせて選ばせていることが多い。難聴者も補聴器は自分で選ぶものと思っている。いくつか補聴器を聞いてみても同じようで，どれが自分の耳に合っているかわからないが，こんなものだと思って購入する。使ってみてよく聞こえないとわかっても，自分が選んだものであるから購入の責任は自分にあり，返品するわけにいかない。そのため補聴器をいくつも持つようになる。

　このような無駄をなくすには，よく聞こえる補聴器を選ぶための

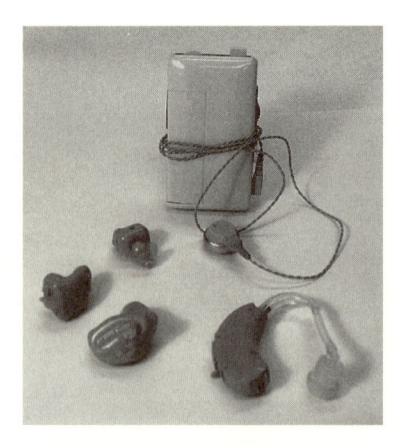

図1　補聴器のいろいろ

科学的方法があることを，難聴者だけでなくすべての人に広く知らせることが最も必要で，難聴者が販売店で聞いて選ぶようなことをしない習慣をつけなければならない。

4．補聴器とその使いかた

　補聴器は，箱形から耳掛形，挿耳形と形が次第に小さくなった。ＩＣやＬＳＩができてから，挿耳形でも注文で作るカスタムメイドの補聴器が現れ，さらに小さい外耳道に入る耳穴形になった。これらはイヤモールドを作り，その中に本体を組込んでいる（図1）。

　箱形補聴器は歴史的に古く，往時は盛に使われたが，補聴器の進歩と共に小形で性能のよい器種ができてくると，携帯時の不便さ，外見の悪さなどから箱形補聴器の使用が急速に減少した。耳掛形がふえ，最近ではさらに小形で装用感の良い挿耳形へ移行しつつある。

　補聴器は携帯用の増幅器であることは共通であるが，形によって特性に特徴がある。聴力の状態に応じて出力の大小や調節機構が必要か否かをきめて形を選ぶことになる。

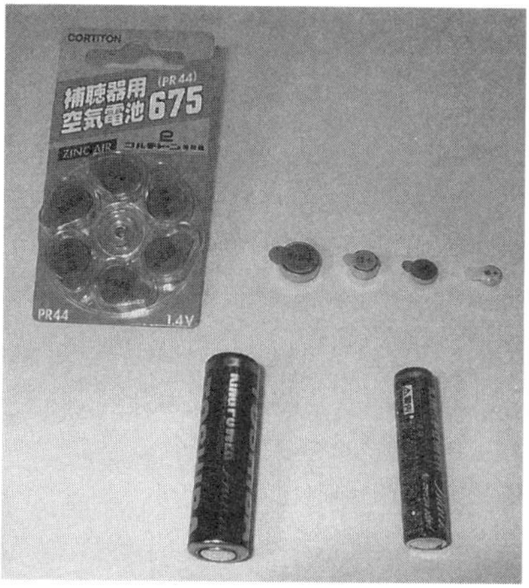

図2 電池各種
　　（右から10A，312，13E，675。下は単3と単4）

　次節では，現在市場に出ている補聴器の形と扱い方を紹介するが，その前に補聴器に関することばの簡単な説明をしておく。また，補聴器用の電池各種を図2に示した。

5．補聴器に関係することばの説明

　補聴器を扱うときに，耳なれないことばに戸惑うことがある。ことばにこだわって先に進まないこともあるので，あらかじめ簡単にことばの説明をしておく。詳細は後編を参照されたい。

　音場：音の存在する空間。室内や野外など。
　音圧：音の強さの物理的表現。単位としてμPaやμbが使われ
　　　ている。
　出力音圧：イヤホンなどから出る音圧。
　出力レベル：出力音圧の強さでdBで表わされる。
　デシベル（dB）：物理的な基準値に対する比較単位で，何倍という代わりと考えてよい。音圧の場合，2倍で6dB，10倍

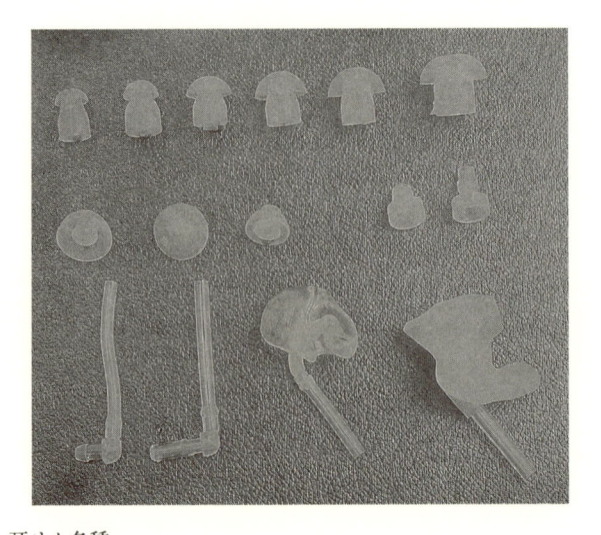

図3 耳せん各種
(右下の2つはイヤモールド, 左ハーフシェル, 右スタンダード)

で 20dB になる。

外挿イヤホン:コードがついている小形イヤホンで, 補聴器用に作られたもの。

耳せん:イヤホンを外耳道に挿入するためにつける孔あきの耳せん (図3)。

フック:耳掛形補聴器を耳にかける部分で, 本体とチューブをつなぐもの。

イヤモールド:外耳道の形にあわせた孔あき耳せんで, 外耳道の形取りをした後に成形する。

カプラ:出力音圧を測定するために, 補聴器と測定用マイクロホンを接続する金属性の道具。

ハウリング:補聴器をつけているときピーピー鳴ること。

増幅特性:入力音に対し出力音が強くなっている程度を示すもの。

周波数特性:各周波数での増幅レベルを表したもの。

周波数レスポンス：一定入力音圧に対する補聴器の出力音圧を各周波数で示したもの。
利得：出力音圧から入力音圧を引いた値。
最大出力音圧：その補聴器のイヤホンからでる出力音圧の最大値。
調整機構：聞きとりを良くするために補聴器についている調整装置。
音質調整：低域あるいは高域の音の強さを変える装置。
出力制御（制限）装置：出力音圧を制限する装置。
広帯域：補聴に役立つ周波数の範囲が広いこと。

2節　補聴器と難聴

　ことばは 3000～6000Hz の音が聞こえないとよくわからないと言われる。
　難聴には伝音難聴と感音難聴がある。伝音難聴は 1000Hz 以下の低音域の障害が多い。一方感音難聴は高音域ほど聴力が低下するので，ことばがはっきりしない。したがって聞きとりの改善には高音域，特に 4000Hz 以上で出力の大きい補聴器がよいが，そのような器種は少ない，フィッティングの前に，多くの補聴器の中から，低音域，高音域の出力に特徴のある器種を選んでおくのがよい。
　補聴器の形と特徴は，表3（64頁）を見ていただきたい。

1．箱形補聴器
　市販の補聴器のなかでは最も大きいタイプである。性能上広範囲に使えるし，操作も容易であるが，他のタイプに比べると重く，目立つのが欠点といえよう。
　たいていは上部にマイクロホン入口，電源スイッチがある。その他の調整装置として音質調整，出力制限装置などがついていることが多い。
　音質調整とは，ステレオのイコライザーのように低域あるいは高域を小さくする。出力制御は，補聴器装用時に大きな音が入り聴器障害を起こさないように，音の大きさを制限する装置である。
　イヤホンはラジオのイヤホンと似て外挿用を使い，コードで本体につなげる。イヤホンニップルをつけそれに音道のついた耳せんをつけて外耳道に入れる。箱形ではマイクロホンとイヤホンが離れているので大出力でもハウリングの発生は少ない。
　ハウリングとは，補聴器のボリウムを大きくするとピーピー鳴ることをいう。これはイヤホンから出た音がマイクロホンに入り，増

幅されて再びマイクロホンに入り，遂に発振状態になるためにおこる。耳せんが外耳道に密着していて，音が外に洩れなければおこらない。

　箱形補聴器はイヤホンの交換によって特性の調整ができる。補聴器用外挿イヤホンには，音の周波数範囲が狭くて出力の大きいもの（P型），広くて出力がやや小さいもの（W型），その中間（N型）の3種が使われていることが多い。

　電源スイッチの記号は「O」または「切」で電源が切れ，「I」または「入」で電源がはいる。ボリウムは利得調整器といわれ，目盛の数が多くなるほど音が大きくなる。最大の数字は器種により異なり，10のこともあり5のこともあって一定していない。

　携帯にはポケットに入れることが多く，ポケットがないときはクリップで止めて使っているが，布ずれの音が入るし，体につけると高音域の低下がある。手で持って外に出して使うとよい。やかましい場所では，マイクロホンを話し相手の口もとに近づけてボリウムをしぼると，声が大きくて周囲雑音は小さくなり，ことばがよく聞きとれる。しかし体裁が悪いと思う人が多い。

　ことばの聞きとりは箱型補聴器が最も良い。その原因はイヤホンの特性にある。小さくなるほど性能は劣化する。

　電池は携帯ラジオなどと同じ単3を使う器種が多い。単5を使うものもある。これらは入手しやすいが，単3使用などは重くなる。薄形で小さい箱形補聴器で，電池は耳掛形と同じボタン形がつかうものもあった。

　電池の寿命は1日8時間使って2週間程度である。小まめに断続して使うと寿命が延びる。高出力の補聴器ではイヤホンが3ピンになっている。この場合は高出力で使うと電池の消耗が早い。

　故障の場合に修理が比較的容易にできるのも箱形の利点である。

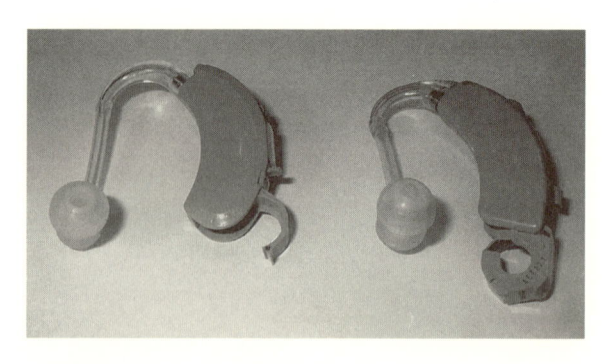

図4 耳掛型補聴器

2. 耳掛形補聴器

　耳掛形は最近になって性能もよくなり，箱形に匹敵するものもできている。箱形より小さいので多く使われている。しかし器種によって性能に大きな違いがあるので，聴力の状態をみて，それに適合するものを選ぶようにする。低域出力が小さいものが多いので伝音難聴があるときには注意を要する。

　耳掛形補聴器は本体を耳介の後方に背負わせ，イヤホンからの音はフックとチューブを経て外耳道に導き，耳せんをつけて使用する。本体の形は大小あり，耳せんの大きさも5種類以上あるので，外耳道に合ったものを選ぶ。

　音量調整，音質調整，出力制御などの調整装置は箱形の場合と機能は変わらないが，電源スイッチを含め，その取付け位置や操作方法などは器種により実にさまざまである。電源のスイッチはレバーで操作するものが多いが，オンの方向が逆の器種もある。また電池ボックスを開けて電源を切る例もあり（図4），電源スイッチの接点を多くして音質調整や誘導コイルの切替えを兼ねたものもある。

　利得調整（ボリウム）は補聴器の背側にあり，上下にまわす。上にまわすと音が大きく，下にまわすと小さくなるのが普通であるが，稀に逆の器種がある。

電源スイッチと音量調節以外は，蓋の中にあることが多く外からは見えないが，蓋をあけて操作する。蓋のあけかたもいろいろである。

　電池はボタン形の小さい電池（675，NR44-JIS，または小形のものでは 13E，NR48-JIS）が使われているが，近年空気電池が使われるようになってきた。これは水銀でなく，亜鉛電池で＋側に紙が貼ってある。使用時に剥がして使う。補聴器を1日8時間使って平均2週間程度の寿命であるが，電池がなくなると急に音が聞こえなくなるので常に予備を持つと安心である。

　使用上の利点は箱形より多いが，マイクロホンが耳の位置にあるので，反対側の音は頭に遮られて小さくなり，片耳使用では聞きにくいことがある。

　耳掛形はマイクロホンとイヤホンが近いのでハウリングをおこしやすい。補聴器を耳につけるとき，スイッチを入れて耳に近づけるとピーピー鳴ってうるさい。耳につけるときには，スイッチを切るか，ボリウムを最小に絞っておくとピーピー鳴らない。

　補聴器の音量調節は，音を聞きながら行う必要があるので，耳につけてから，指で補聴器を固定し，ボリウムをまわす練習をする。また耳につけていても耳せんがゆるむと，外耳道から音がもれてハウリングがおきる。物を食べたり，横をむいたりするときによくおこる。イヤモールドを作るとこれは防止できる。

3. 挿耳形補聴器

　補聴器本体に耳せんが直接ついていて，外耳道に挿入する形の既製品である（図5）。耳掛形より小さくて軽い。本体が耳介に包まれたようになり，高音は耳介に反射してマイクロホンにはいるので，ことばの聞きとりには有利であるが，耳掛形より出力音圧が小さく，低域の出力も小さい。また調整装置も少なく，音量調整だけの器種が多いので，聴力の状態によっては使えないこともある。装用して

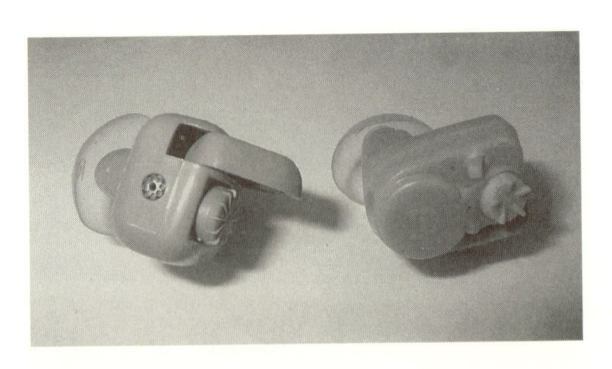

図5 挿耳型2種

いると本体が外耳道から突出しているようにも見え，耳掛形より目立つという人もいる。耳掛形と同じ理由でハウリングも生じやすい。小さいボタン形の電池（312，NR41-JIS）を使用し，電池寿命は10日くらいである。

　耳せんの形が器種によって変わり，互換性がない。また，イヤモールドをつけられるものとつけられない器種がある。

4．耳穴形補聴器

　挿耳形補聴器の一種である。イヤモールドを作り，その中に聴力を考慮した本体を組込む（図6）。

　一般にオーダーメイドの補聴器といわれ，耳形だけでなく，補聴器特性も難聴耳に適合するように作るのが原則である。実際には，メーカーは聴力測定値を基にして，数種の特性の中からそれに近いものを選択していることが多い。

　耳穴形補聴器の中に，いわゆるカスタム形と，耳穴形がある。大型のカスタム形の大きさはフルコンチヤともいわれ，従来の挿耳形補聴器に近く，外耳道から外にでている。形が大きいので耳穴形より出力音圧が大きく，また調整装置を1～2種備えている。イヤモールドを作り，その中に難聴耳の特性に合わせた本体を入れるのが

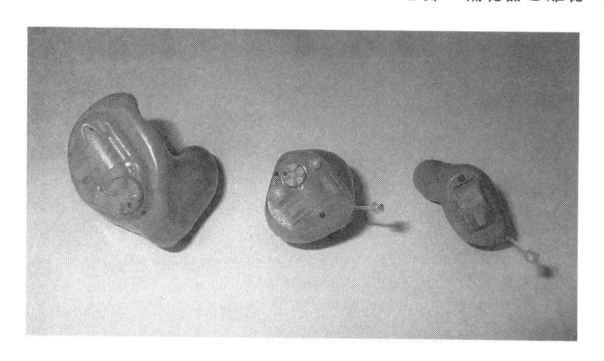

図6 カスタム補聴器（右は耳穴形）

原則である。耳介側の平らなフェイスプレートに，マイクロホン入口，ボリウム，調整器，電池室があり，指でつまんで外耳道に入れる。

耳穴形（図6の右）は，尖端が外耳道の中に入って，正面からは見えにくい。外耳道の容積が小さくなるので，音圧がそれだけ強くなる。軽くて装用感もよいことから需要が多くなっている。しかし小さくなるほど出力音圧も小さく，軽度から中等度の難聴に限られる。

耳穴形補聴器は，イヤモールドを作るので右耳用左耳用がきまっている。装用時の上下，前後の関係をよく説明し，指でつまんで外耳道に挿入する方法を，よく理解し練習してもらうようにする。また電源スイッチはボリウムを最もしぼった位置にあるので，装着後に電源やボリウムを操作するが，それには指先でまわすのが普通である。また電池室を開いて断にする器種もある。したがって指先の微妙な運動ができないときには適当でない。しかし練習するとできるようになることが多い。電池は312，NR41を使う。CICでは10Aが使われる。

耳穴形補聴器を注文するには，最小可聴値，不快レベル（LDL）などを測り，イヤモールド作成用に外耳道の形取りを行い，メーカ

ーに送ると，2週間くらいでできてくる。一般には注文する側でフィッティングを行わないので，できてきた補聴器には種々の苦情があることもある。耳が痛い，ハウリングがおこる，自分の声が耳にひびく，聞きとりが良くない，音がキンキンするなどである。この時は作りなおすことになる。

　注文で作るのだから聴力の状態をみてフィッティングをおこない，適合する周波数特性を指定して注文するようにすべきであろう。オーダーメイドであるから仮縫が必要と考えればよい。詳しくは後述するが，著者の経験では，耳介効果を差引いて，イヤホン測定の最小可聴値に平行するような特性がよさそうである。

5. 眼鏡形補聴器

　眼鏡のツルに補聴器を組み込み，チューブで音を外耳道に導く。耳掛形と同様の利点がある。両耳補聴のときは使いやすい。補聴器を使っていることがわかりにくいので希望者もいるが，なぜか広帯域形のものがない。欠点としては眼鏡が重く，眼鏡を外すと一緒にとれてしまうので困る。また必要もないのに眼鏡を作らねばならないことになる。小形の耳掛形補聴器を眼鏡のツルに取付けて使える器種もある。

　眼鏡形補聴器は性能上の問題もあって，使用者が少なくなった。眼鏡形補聴器で非常に便利なのはクロス形補聴器であるが，わが国ではほとんど使われていない。これについては後編で述べる。

6. 骨導補聴器

　骨導聴力を利用する補聴器で，音を空気中に出すかわりに，振動音として，耳介後部の乳突部に伝える。適応は伝音難聴に限られ，感音難聴ではことばの明瞭さはほとんどない。周波数レスポンスの測定方法もあるが，その結果と明瞭さの関係がわからないという難点があり，骨導聴力のよい伝音難聴者に使ってみて決めることにな

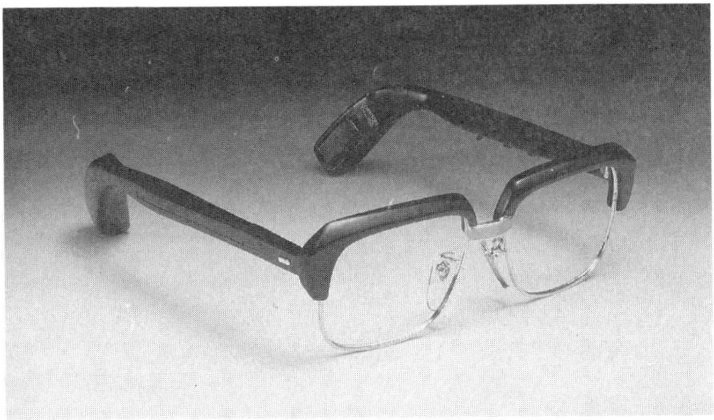

図7　骨導補聴器

る。
　実用化されているのは眼鏡形である（図7）。チューブで音を伝えるのでなく，乳突部に振動子を圧挺するようになっている。外耳道には何も入れないので耳の閉塞感はない。眼鏡形補聴器よりさらに重く，乳突部の圧力が減ると音が小さくなる。そのため故障も多い。
　普通の伝音難聴ならば気導の補聴器でよい。骨導補聴器の適応は，高度の混合難聴や，外耳道の状態から耳せんやイヤモールドが使えない場合，外耳道閉鎖や狭塞，多量の耳漏がいつも出ているときなどである。

7．イヤモールドの作成
　イヤモールドはハウリング防止と耳せんが合わないときに作ることが多い。これは現在7000円くらいかかるので，経済的負担を軽くするために傘形耳せんの大きさを変えて，ハウリングがおこらないようにすれば，それでもよい。
　イヤモールドを作ると着脱に練習が必要だが利点がある。材質に

硬質と軟質がある。

イヤモールドの作成は次のように行う。

① 外耳道の耳垢を除去し，外耳道の形や鼓膜をみる。外耳道に変形があるときには，イヤモールドが使えるかを考えたうえで形取りをする。

② 骨部外耳道付近（第2屈曲の位置）に綿栓を挿入する。糸のついた綿栓もある。これは綿栓が残ったときに取出しやすいからである。

③ 印象材をまぜあわせ，シリンジに入れ，外耳道に押し入れる。印象材には基材と硬化剤とがあり，基材は粉末のものと粘土状のものがある，基材により硬化剤がきめられており，その適量をまぜあわせる。粉末のものは形取り後に変形するといわれ，粘土状のものがよいとされている。

④ 8～10分で固まるので，外耳道の形を考えながら，ゆっくり前方に回して取り出す。

⑤ 綿栓が残ることがあるので，外耳道をよく見る。外耳道や耳介に印象材の油がついているので拭き取る。

⑥ 取出したイヤモールド原形をよく見て，第2屈曲に達するまで外耳道の形になっているか，表面に凹みやしわがないかを見る。形が悪いときには取りなおす。

⑦ 30分くらい放置し，よく固まってから，メーカーにおくる。

メーカーに送るときは次のことを記載する。聴力の測定値，使用補聴器の形（箱形，耳掛形，挿耳形），イヤモールドの形名，ベントホールの有無と直径，材質（ハードかソフトか），挿耳形のときは使用補聴器の器種を書く。イヤモールドの音道の外耳道口の直径を大きくすると高音域出力が大きくなる。4φ（直径4mm）くらいがよい。

イヤモールドの形には名称があるが，メーカーが独自の名称を使っているようで，共通していない。ＮＡＥＬ（米国）は基本形とし

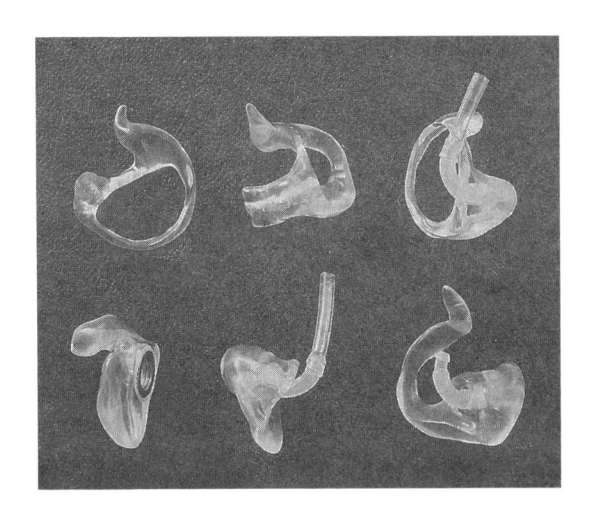

図8 イヤモールド各種
　　　（上列左からオープンカナル，カナル，スケルトン，
　　　下列左から外挿イヤホン用，シェル，スタンダード）

てレギュラー，スケルトン，ノンオクルードの3種としている。レギュラーはスタンダードともいわれ，箱形補聴器の外挿イヤホン用である。これは外耳道だけでなく，対輪にかかるように，ひとつのブロックとして作られたもので形は最も大きい。レギュラーの形で肉厚をうすくしたものはシェルという。さらに耳介にさわる面積を小さくするスケルトンがある。スタンダードを小さく薄くして，外耳道から耳介腔までにしたものはハーフシェルといわれる（図8）。

　イヤモールドは耳を塞ぐので閉塞感があり，自分の声がひびき不快になる。イヤモールドにベントホールをあけて外耳道と外気を通ずると不快は軽減する。ベントホールは2φくらいないと効果が無い。ハウリングがない限り孔の径は大きいほうがよい。ノンオクルードはわが国ではほとんど見かけない。

　聴力が SPL で 100dB をこえるときはスタンダードとし，90dB

以下ならばハーフシェルでよいと思うが，ハウリングとの関連できめる。材質には硬質（ハード）と軟質（ソフト）がある。高齢者には硬質が使われ，幼小児には軟質が多い，耳への着脱は硬質が容易であるが，小児では外傷なども考慮し軟質としている。最近は成人でも軟質が多くなっているという。イヤモールドの形の種々を図8に示した。

3節　フィッティングの目的

　補聴器の快適な装用と良い聞きとりができるようにするのが目的である。デジタル補聴器ができて調整が複雑になったが，基本的方法はアナログの場合と同じである。

　この目的を達成させるのに，聴力や補聴器の測定を行うが，その方法はいろいろあってよいので，この方法がよいとか悪いとかいうことはない。

　フィッティングは補聴器装用の終点ではなく，出発点の目安である。使用環境で調整を変える。

　フィッティングは理論的に納得できる方法ならばどの方法でもよい。前編では，感覚的な立場から，難聴耳の最小可聴値を基準にしたフィッティング方法を中心に，補聴器装用方法を要約して述べる。

1．フィッティングに関することばの説明
ことばの弁別：ことばを聞きわけることで，明瞭さの基本である。
　　弁別に必要な周波数は 3000〜6000Hz といわれる。正常者では 3000Hz 付近の感度が最も良い。
最小可聴値：聞こえない音から次第に強くしていくと，初めて聞こえる音になる。この音の物理的数値が最小可聴値であり，聞こえる域値になる。最小可聴値の音圧は周波数によって異なる。
HTL　hearing threshold level：最小可聴値のこと。オージオメータでは HL で表わされる。
快適レベル：小さい音から音を強くしていくと丁度聞きやすい音になる。この音は日常会話の音の範囲であろう。快適レベル（most comfortable level）は MCL と略している。
不快レベル：快適レベルからさらに音を強くすると，大きすぎる

音から不快な音になる。このレベルを不快レベル（loudness discomfort level または uncomfortable level）といい LDL または UCL と略す。

threshold of feeling：不快レベルをこえて音を強くしていくと，くすぐったいような痛いような，音でない感覚が混る。これを threshold of feeling といい，音覚の最大限と考えられる。小幡氏は最大可聴界限と名付けた。

ピークとディップ：補聴器の出力特性を表す曲線のなかで，鋭い山（Λ）の周波数をピーク，谷（V）の周波数をディップと言っている。

聞こえのダイナミックレンジ：聴覚の実用範囲ともいうもので，最小可聴値と不快レベルの間のことである。感音難聴ではこの範囲が狭くなる。

PC, AGC：出力音圧制御装置（110頁参照）。

SPL：sound pressure level の略名で，音圧レベルという。音圧の基準として 0dB を $20\mu Pa$（$0.0002\mu b$）として測られる dB 値で表される。オージオメータの 0dB は各周波数における最小可聴値であるから，0dB の SPL 値は周波数によって異なっている。

防音室：音をある程度遮断する部屋で，既成の防音ボックスがある。補聴器のフィッティングには静かな部屋があれば防音室はいらない。防音室より補聴器特性測定装置を備えることが先である。身体障害者福祉法の補聴器を扱うには防音室がいるようにいわれるが，その理由がわからない。等級判定は指定医が行うので，精密聴力検査はしなくてよいはずである。

ダンパフック：耳掛形補聴器のピークをとるために，フックの中に音響フィルタを入れたもの（図9）。

スピーチスペクトルレベル：会話音の強さを周波数分析して音圧レベルで表わしたもの。

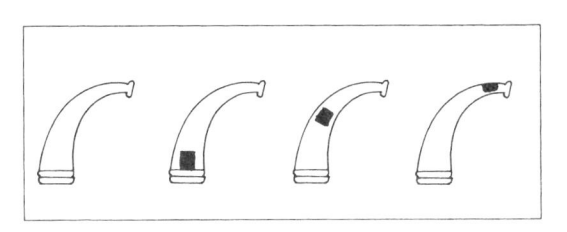

図9　ダンパフックの模式図

　オクターブ：周波数が2倍，あるいは1／2の関係にある音。
　φ：直径のこと。2φは直径2mmの孔。

4節　フィッティングの方法

フィッティングには聴力の測定と補聴器特性の測定値が必要である。具体的には次のような手順で行う。
① 聴力測定には最小可聴値と不快レベルを求める。
② 各周波数でどの程度の補聴音圧が必要か，最小可聴値から補聴レベルの目標をきめる。
③ 最大出力音圧はどのくらいあればよいか，出力制限は必要かなどを考えた上で装用のレベルを決める。
④ その目標が達せられる出力特性を持つ補聴器を選び，調整する。

以上の他に，どちらの耳に使うか，両耳使用か，骨導補聴器がよいか，イヤモールドが必要かの検討も行う。

1．フィッティングに必要な機器と使いかた

フィッティングには聴力を測定する機器と補聴器の特性を測定する装置が必要である。

聴力の測定というとオージオメータを考える人が多い。難聴の診断をするのでなければオージオメータでなくてもよく，目的によって，測定の方法を選ぶ。補聴器のフィッティングのための測定にはSPL ヒアリングメータが便利である。オージオメータは周知なのでその説明は省略し，SPL ヒアリングメータを紹介する（図10）。

SPL（sound pressure level，音圧レベル）は音圧を dB で表すときに使われる一般的な数値で，補聴器の出力音圧も，この基準のdB で表される。

補聴器はイヤホンから音を出すので，聴力もイヤホンで測ると，両者は同じ基準の dB 値となるから，補聴器の出力音圧と，聞こえる音の強さを直接くらべることができる（図11）。

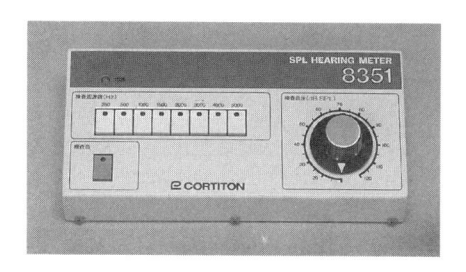

図10 小型SPLメータ。左上：周波数用押しボタン，下：断続スイッチ，右：出力音圧ダイヤル

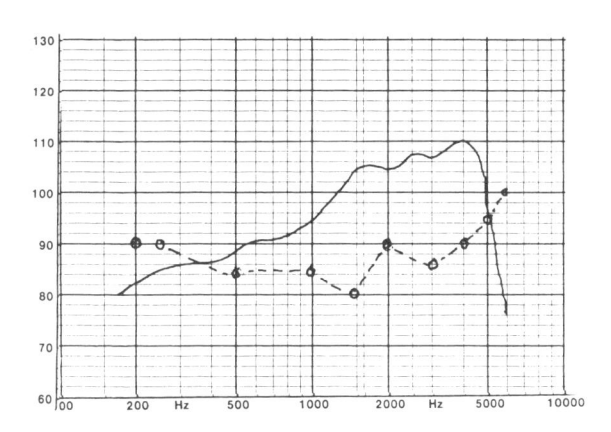

図11 SPLメータによる域値から補聴のレベルをきめる
（破線は最小可聴値，実線は補聴器出力音圧）

　まず最小可聴値を SPL グラフに記入し，同じグラフに補聴器出力音圧を重ねてみると，必要とする域値上の大きさになっているかをふたつの線の差から知ることができる（図12）。

　SPL ヒアリングメータは，オージメータの受話器を補聴器用イヤホンに替えたものと同じである。したがってオージオメータにイヤホンを接続してもできる。これについては後編を見て頂きたい（75頁）。

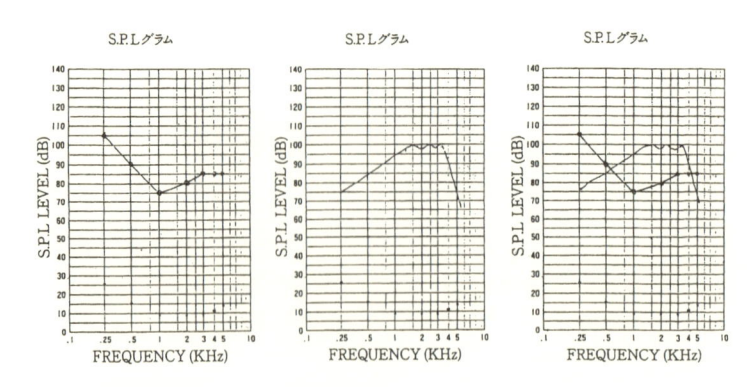

図12 左：HTL，中：補聴器出力音圧，
　　　両者を重ねる（右）と補聴のレベル（聞こえる範囲）がわかる

　補聴器特性測定装置は，各周波数における補聴器の出力音圧を記録することができる。

　補聴器の出力音圧は後に述べるカプラに接続して測る。その基準の 0dB は SPL で表される。これは SPL ヒアリングメータの基準と同じである。

　この装置で補聴器の特性はもちろん，補聴器の選定，装用状態の測定，調整による変化などを知ることができる。

2．フィッティングの進めかた

　フィッティング方法はいろいろあるが，"聞こえる"という感覚を基準にした方法が理解しやすく，簡単に目標をたてることができる。この方法は1974年以来，著者が実施している方法で，SPL ヒアリングメータの開発もこれに基づいている。SPL ヒアリングメータは長すぎるので SPL メータと呼ばれる。ここでは SPL メータによる方法を述べ，その他のフィッティング方法は後編で述べる。

　① 聴力を測定する

　SPLメータで最小可聴値と不快レベルを測る。不快レベルは 500,

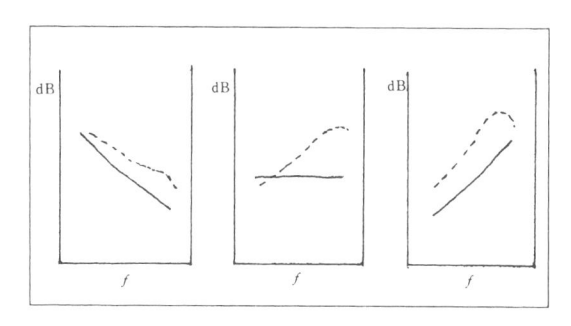

図13 必要な補聴器出力音圧の設定
　　（実線は最小可聴値，破線が出力音圧）

1000, 3000Hz だけでもよい。これらの結果を補聴器特性を記録する SPL グラフに書き入れ，聞かせる音の大きさをきめて補聴器を選ぶ。

② フィッティングの目標

一般に入力音としてのスピーチスペクトルレベルを難聴耳の快適レベルに入るように増幅するとよさそうだが，このようにすると高音域が強すぎて実用にならない。

SPL メータで最小可聴値を測定したときは目標を次のようにしている。

まず，普通にみられる高音漸傾形の感音難聴の目標を考える。各周波数の最小可聴値が 90dBSPL をこえない場合は，4000Hz で域値上 20dB とし，500Hz では域値上 5dB としてみる。低音域で域値上レベルを小さくするのは周囲の音を小さくするためである。4000Hz と 500Hz のレベルを設定すると，他の周波数については調整できないが，致し方ない。特に限られた周波数で域値のレベルが著しく違うときには，耳穴形などの別な方法とする。

2000Hz 以上で最小可聴値が 90dB をこえるときには，3000Hz のダイナミックレンジの3分の1を考えて，域値上レベルをきめる。域値上レベルは 10dB 以内となる。

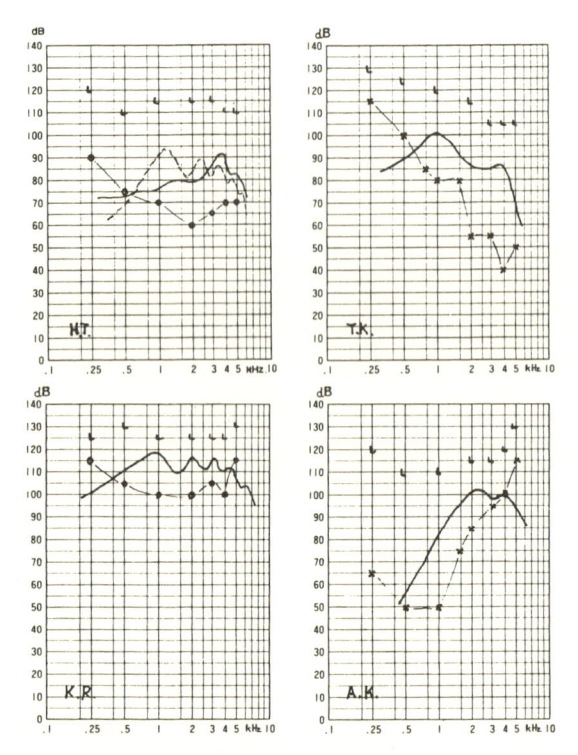

図14 イヤホン測定のときのフィッティング例
　　　（実線は使用補聴器の出力音圧）

　最小可聴値と補聴器の出力音圧の設定を摸式的に図13に示した。実施の方法は調整の項（132頁）をみていただきたい。

　耳穴形では耳掛形と違って，耳介の影響により 3000Hz 付近が約 10dB 増強されるので，この範囲の出力を小さくする。目標としてはそのことを考えたうえで，1000Hz 以上について SPL メータでの最小可聴値と平行になるように出力特性をきめるとよさそうである。

　高音急墜形で 1000Hz までの聴力が良く，2000Hz から 30～40

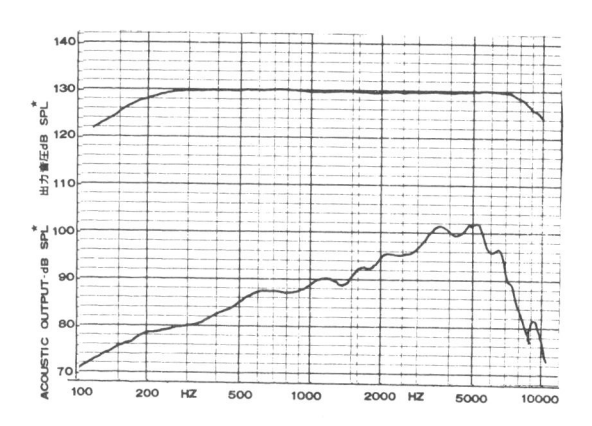

図15 望ましい補聴特性
　　　（上は理想的補聴器，下はオクターブにつき6dB増強できる補聴器）

dBも低下しているときは，普通の補聴器では，調整しても低音が強すぎてよく聞こえない。このようなときには耳穴形がよく，聴力が急激に低下している中間の周波数の最小可聴値も測る。例えば，1000Hzと2000Hzで40dBも違うときは1500Hzを測定し，その値が1000Hzに近ければ3000Hzを最大に，2000Hzに近ければ2000Hzに最大出力をもつピークを作り，1000Hzでは，域値上20dBに近づけるような特性を指定する。この方法でかなり良い結果が得られる。ただ指定した通りに作成してくれるメーカーが限られるのでメーカーを選ばないとできない。

　フィッティングの実例を図14に示した。

　オージオメータで聴力を測ったときは，聴力レベルのほぼ2分の1の利得に補正値を加えて，望ましい特性を決める。

３．望ましい補聴器特性
① 低域から高域まで広い周波数範囲で大きな出力音圧をもつもの（図15上）。しかしこのような補聴器はない。

② 周波数により出力音圧にピーク（山）やディップ（谷）が少なく。平坦な特性のもの。
③ 入力音圧を 70dB としたとき，4000Hz 以上の高音域で 100 dB 以上の出力をもつもの。
④ オクターブにつき 6dB くらいずつ増強できるように調整できるもの（図15下）。
⑤ 補聴器の最大出力音圧は LDL より 10dB 以上あること。LDL 以下まで制限できるもの。

4．補聴器の調整

　補聴器特性測定装置を使うと，決めた目標に補聴器をセットすることが容易である。調整の結果，どの周波数がどのように変わったかがわかり，聴力との関係を知ることができる。
　特性測定装置の詳細は97頁をみていただきたい。
　まず特性測定装置を使って補聴器をセットする方法を述べる。
　① 使用レベルの設定
　補聴器の出力レベルを決めるのは、聴力測定結果をみて、どの周波数で域値上レベルを何 dB にしたらよいかを考える。補聴器を調整して、そのレベルに合わせる。次の順序で行う。
　補聴器の調整をすべて解除した基準の状態として測定箱に入れ，補聴器への入力音圧を 70dB とする。この 70dB は，日常会話の音圧が 70dB 前後だからである。
　入力音の周波数は 4000Hz として，補聴器の出力音圧が最小可聴値より 20dB 強くなるように利得調整器（ボリウム）をまわす。このとき 4000Hz 以外の音でも域値上 20dB に調整できるような補聴器を選んでおき，装用の初期では 500Hz で域値上 5〜10dB になるように音質調整のHを操作する。
　耳掛形の補聴器にはピークやディップが多いので，ダンパフックを使って出力音圧を滑らかにする（図16）。ダンパの音響抵抗は，

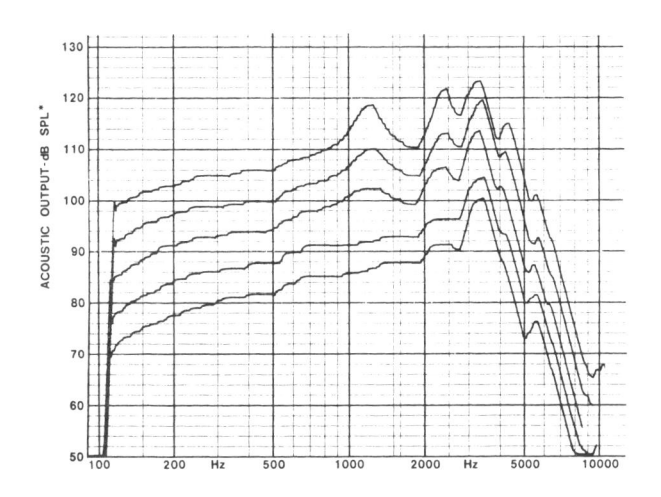

図16　ダンパフックの効果
　　　（上からダンパなし，680Ω，1300Ω，2200Ω，4700Ωの順）

2200Ωを使うと 1000Hz のピークが除かれるが，器種によって変わるので，周波数レスポンスをみて確かめる。

　伝音難聴や中耳炎の手術後で，低音域の聴力低下が大きく，高音域が正常に近いときには，以上のようなセットができない。特に耳掛形や耳穴形では低音域の出力が小さい。最近では少数であるが低音域出力の大きい器種があるが，低音域を大きくすると高音域も大きくなり非常にうるさいので低音を小さくする。

　実際に装用するときは，使用者が適当にボリウムをまわすので，ボリウム目盛をきめるのでなく，各周波数での音の強さの関係をきめるのが目的である。

　②　最大出力レベルの設定

　最小可聴値を基準にして装用のレベルを決めてから，最大出力音圧の調整を行う。

　装用レベルを決めた補聴器のボリウムのまま，入力音圧を 90dB

として出力音圧をみる。出力音圧が 500, 1000, 3000Hz のどこかで不快でなければ出力制限はしない。

　最大出力音を制限するのは、強大音による聴器障害を予防するのが目的である。身体障害者福祉法で最大出力が 125dB を超えるものには出力制限装置を付けるようになっているのはそのためである。

　出力制限装置には PC と AGC があるが最大出力制限には PC がよい。

　出力音圧の小さい耳穴形などに PC がついているが、あまり意味がない。

5．補聴器特性測定装置を持たない場合

　補聴器のフィッティングには聴力の測定は欠かせない。一方補聴器の特性測定も必要である。しかし特性測定装置は高価でもあり手元にないことがある。このときフィッティングはどうすればよいか考えてみなければならない。

　それにはまず聴力測定を行い、どの周波数で何 dB の利得が必要かの補聴レベルをきめておく。これは持っている補聴器の再調整でも新しく補聴器を選ぶときも同じである。

　難聴者が補聴器をもってきて、よく聞こえないからみてほしいというときには、補聴器特性測定装置がないとどうにもならない。本来の特性がよくないか、故障かわからないからである。しかし新しく補聴器を希望するときには、各種の補聴器について、次のような資料をメーカーから提供してもらうと、微細な調整はわからないが、ある程度対応することができる。

　販売店にあるカタログは一般向きのもので、補聴器の諸特性など出ていないので役にたたない。取り寄せる資料は 2cc カプラで次のような特性をみる。

　① 　基準の周波数レスポンスと、その条件で高域、低域の音質変化範囲。

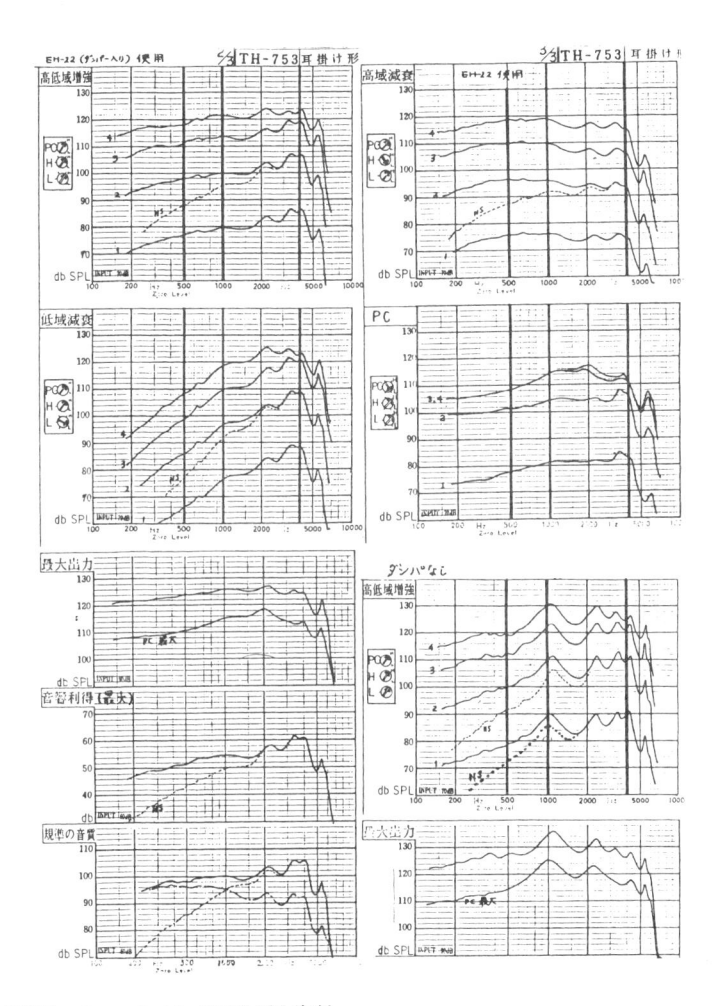

図17 フィッティングに必要な資料

② 入力 70dB のときの各ボリウム目盛での周波数レスポンス。
③ 最大出力音圧と制限レベル。

④ 耳掛形のときはダンパフックをつけて 1000Hz のピークを抑えたときの周波数レスポンス，入力 70dB と 90dB。

　以上の周波数レスポンスを，周波数10倍につき 50dB の記録紙で，半透明のものに記録しておくと，SPL 聴力測定値と重ねてみることができて利用しやすい。

　取寄せる資料の例を図17に示した。

　これらがあれば考えながら望ましいおよその特性をセットすることができると思う。

5節　装用時の調整

　補聴器をセットした後に装用させ会話をするか，ラジオのニュースをカセットテープに録音したものを聞かせ，ことばの明瞭さや聞きやすさをたずねてみると，およその評価ができる。

　補聴器を通しての明瞭度検査の代りに次の方法も試みてよい。フィッティングのときにセットした4000Hzの域値上20dBの状態で補聴器をつけて，スピーカの前1mに坐らせる。音はバンドノイズまたは震音でもよいが，1000Hzで70dBの音を出し，その音がちょうどよい大きさになるように補聴器のボリウムをセットしてもらい，スピーカの音を小さくして，500Hzから4000Hzまでの最小可聴値を測る。その差が10dB以内ならばよいとする。これに加えて250Hzと5000Hzを測ることが望ましい。

　音が固く，紙をくしゃくしゃすると耳にひびくときには高音域を低下させる。そのため明瞭さが低下するが初期には止むを得ない。

①周囲騒音

　周囲騒音がうるさいとき，耳掛形では前に述べたダンパフックを使うほか，低音域を低下させるＮＳとかＳという切換えでうるささを軽減させる。低音を抑制すると音量感がなく，物足りないというが，補聴器を使っているという感じがなくて明瞭さがよいのが最もよいのである。

　それでもうるさいときはAGCを働かせるとよいという。どの程度にするかは音を聞かせて調整している。音源には台所ノイズやドアをバタンと締める音などが使われる。パーティノイズや衝撃音などには，ボリウムを下げるか，高音を抑制するとよい。出力が大きい補聴器ではAGCを使うが効果は少ない。聴覚に合った出力の補聴器を使う。

②自分の声

自分の声が耳にこもるという訴えは多い。補聴器は耳せんで外耳道を塞ぐので，感音難聴では閉鎖骨導効果により低音域が増強される。これが主な原因である。この不快を軽減させるには，低音域の増幅を小さくするのがひとつの方法である。また耳せんに2φくらいの孔をあけるのもよい。傘形耳せんの傘の部分でなく，音道の外耳道に近い部分に鋏または文具用のポンチで穿孔する。イヤモールドはベントホールをつける。孔の直径が1mm以下では効果がない。大きいほどよいがハウリングをおこしやすくなる。

硬質のイヤモールドでつくる耳穴形などでは閉鎖効果だけでなく，骨導音が直接に補聴器本体に伝わるので，自分の声が余計に大きくなる。対策としては外耳道に接触する面を小さくする目的で耳介の下を指で押し上げるとイヤモールドが外に出てきて自分の音のこもりが少なくなるが，隙間ができるためハウリングになりやすい。外耳道に入る尖端だけを細くするのも一方法である。補聴器であるから自分の声が大きくなるのも当然であることを説明する。耳穴形の場合音を入れないで耳につけ，骨導受話器で骨導聴力を測り，どの程度大きくなるかを知ると，特性改善の対策の参考になる。

③その他の注意

最大出力音圧が不快レベルをこえていなくても，音が大きすぎてひびくということがある。不快レベルの測定方法によるので，測定結果と合わないことがある。そのようなときには高域出力を制限しておく。

語音明瞭度で評価するときには，先ず裸耳で57語表の最高明瞭度を取る。次に補聴器をつけて，スピーカの音を70dBとし丁度聞きよい大きさにボリウムをまわし，スピーカの音圧を変えて最高明瞭度を求める。補聴器を使ったときの明瞭度のほうが良ければ，それでよいとする。入力70dBで最高明瞭度となったボリウムのままで，入力90dBとし，不快にならないようならば，最大出力

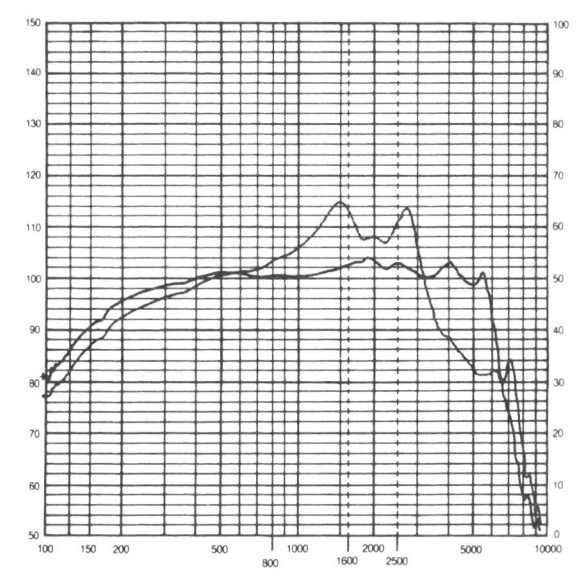

図18 イヤホン交換による高音域の特性改善（P型とW型）

音圧の設定もよいことになる。

　補聴器の使用状態のセットが終わったら，特性測定装置を用い，使用状態のボリウムのまま，入力音圧 70dB と 90dB の補聴器周波数レスポンスを記録し後日の参考とする。この状態で装用を始める。

　最初に行う語音検査は雑音を負荷しないほうがよい。雑音下では聞きとりが悪くなり補聴器を使う意欲を失うからである。雑音下の検査は装用後 1 ヵ月以後とする。

　補聴器を持ち帰り使用させる。最初は静かな処で，次に種々の条件下で使用してみて 1～2 週間後に報告を受け，必要ならば再調整を行う。使用期間が長くなり，補聴器に慣れるにしたがって，制御は解除することを考える。

1. 補聴器を持っている場合

いくつか補聴器を購入したがどれもよく聞こえないということが多い。その場合は補聴器を全部持ってきてもらい、調整してみて聞きとりがよくなれば、新しく購入する必要がない。多くの補聴器販売店では勘で補聴器をセットするが、まったく調整をしていないことも多いのである。

まず特性測定装置を使って、なぜ聞きとりが悪いか、聴力の測定結果と比較してみる。多くの場合高音域の出力不足である。箱形補聴器ならば、イヤホンを標準形（N）から広帯域形（W）に変更すると良いことが多い（図18）。しかし器種によっては高音域が増強しないこともあるので測定して確かめる。

耳掛形でやかましい、あるいは聞きとりが良くない時には使用状態の特性をみて、音域が十分補われているか、1000Hz 近くにピークがあるかを調べる。1000Hz 近くのピークはダンパフックで除けるので 2200Ω のフィルタ入りフックを付け替えて測定してみる。ピークがなくなればよい。このピークはやかましいだけでなく、ことばの弁別に必要な高音域をマスクするので、聞きとりにくくなる。販売店ではダンパフックを使うことは少なく、ノーマルフックのことが多い。

耳掛形や挿耳形では、音質調整をHにしても高音域が増強するわけではないので、高音域の出力不足のときは器種を変更せざるを得ない。器種変更の場合は目的に合うような高音域出力が得られる器種を選ぶ責任がある。

2. 補聴器装用に備えておくと便利な器具

① 模擬電話器

補聴器を使って電話が聞こえるかということを質問されることが多い。以前と変わって携帯電話があるので、それを使って電話を聞く方法を教えることができる。病院内では携帯電話は使えないから、

普通の電話機か模擬電話を使う。

　使うのは電話器の送受話器の部分だけで，旧電々公社の電話器がよく，中古品で買える。

　旧電話器を使うときは，本体から送受話器をコード付きのまま外す（切り取ってもよい）。コードに4本の線がある。黒い2本が受話器用であるからこれに3φのミニプラグを接続する。どれが受話器のコードか知りたいときは，2本のコードに1.5Vの電池を使い，つけたり離したりするとボッという音が聞こえる線が受話器の線である。プラグ付の受話器をテープレコーダにつなぎ，あらかじめニュースを録音したテープをまわせば受話器から音が出る。テープレコーダはウォークマン形の小形でもよい。大きさはボリウムをまわし，電話で聞くような音にする。

　補聴器をつけて，受話器が補聴器のマイクロホンに近づくようにする。耳掛形なら耳の上の方に，挿耳形は中央に，箱形はマイクロホンの位置に受話器をもってくる。

　補聴器は使用状態のボリウムのままとし，よく聞こえる位置を探し，受話器を近づけたり離したりして適当な大きさを選ぶ。電話の音は比較的大きいので，多くの場合離して使っている。

　② 骨導音での聞きとり

　骨導補聴器がよいかどうかは使ってみないとわからない。試験用として，オージメータの骨導受話器をテープレコーダに繋いで試聴することができる。骨導受話器の出力プラグあるいはコンセントと，3φのミニプラグを接続すればよい。余分の骨導受話器ならば2本のコードにプラグをつけるだけでよい。電話の時と同じようにテープを使い，骨導音で聞きとりがよいかを試すことができる。

　③ 広帯域の箱形補聴器

　難聴の人との対話のとき，大声で話さなくてもよいように，なるべく広帯域で高音域まで出力の大きい箱形補聴器を用意しておく。

　補聴器の希望者に箱形補聴器を取り出すと，もっと小さいものを

というが，これは対話のためであることを説明する。箱形補聴器は外挿イヤホンを使うので，補聴器を話し手の口許に近づけられるので種々の点で便利である。

一般の補聴器には標準とされるN型のイヤホンがついているが，これをW型（広帯域）に変えて特性を測り，6000Hz 近くまで平坦で 120dB くらい出力のある器種を選んでおくとよい（図18）。

④ 自己調整補聴器

高音，低音の音質調整を1つのボリウムで行える自己調整形補聴器（ミミーME-142）がある。ボリウムの他に音質調整ダイヤルH，N，Lがあり，HとLの間を任意に選べる。箱形が使い易い。始めにHにして会話を行いながら順次N，Lにまわし，どの位置が最も聞きとりがよいかを決めてもらう。それでおよその周波数特性を考えることができて，補聴器の選択に便利である。

⑤ 長いチューブ付きの耳せん

補聴器の調整装置には数字や記号がついている。ボリウムの形では，どちらに回すと作動するかはっきりしないことがある。また文字は小さいし，消えかかっているときもある。このようなときに，耳掛形のフックに耳せんをつけた 30cm くらいのチューブをつけて聞きながらボリウムやスイッチを操作すると，どんな変化があるかわかる。特性測定を行うにしても時間が短縮できる。

⑥ 磁気ループ

講演会会場や教室では補聴器を使っても講師の話が聞きにくい。話者と離れているだけでなく周囲の雑音が影響するからである。両耳補聴をすると少しはよいが，会場で聞くには磁気ループ受信がよい。会場に磁気ループの設備があれば，補聴器のT（受信用コイル）で聞くと非常によくわかる。

磁気ループの設置は，マイクロホンから増幅器を通し，スピーカの代わりに1本の電線を会場の周囲に回す。線は一回より二回りすると音が強くなる。会場にわたした電線から発生する磁波を，補

聴器のTで受けてイヤホンで聞く。受信者はこの線の中ならば遠近にかかわらず同じように聞こえる。補聴器は立てる位置でないと音が小さい。外国の補聴器にはすべてTがあるが，国産品ではTのない器種が多い。わが国では磁気ループの設備が普及していないからである。会場にマイクロホン増幅器があれば，その出力端子に長い線を接続して使うことができる。会場が広い場合は，ループの設置を周囲だけにすると中央で音が小さくなるので，中央にも線が通るように考える。広い会場では一部だけにループを張り，その中を難聴者席としてもよい。

　最近赤外線方式が宣伝されているが，特殊な装置と受光器が必要で，補聴器は使えない。

　磁気ループ受信の時の周波数特性は，マイクロホン受信に比して高音と低音の出力が小さい。特性の測定は，特性測定の音響箱の周囲に発信用コイルがあれば，補聴器をTにして中央に立てて測定することができる。

6節　補聴器使用上の注意

① 　補聴器は高温多湿の処に置かないこと。
② 　1ヵ月以上使わないときは電池をはずしておく。
③ 　電池は新しいものを購入する。単3などは底に製造年月が刻印されてあり，ボタン形電池はパックに日付が押してある。半年をこえるような買置きをしないこと。
④ 　耳掛形や挿耳形に使う電池は消耗すると急に聞こえなくなるので，予備電池1個を常に持つようにする。
⑤ 　補聴器を使わない時は小まめにスイッチを切る。
⑥ 　就寝時，入浴時には外す。
⑦ 　マイクロホンやイヤホンは本体に固定されていないので，衝撃を与えないように，したがって固い床などに落とさないように，また水に濡らさないように。水なら乾かせば使える。
⑧ 　耳せんやイヤモールドは中性染剤で洗いつねに清潔にしておく。耳垢やゴミで音が小さくなることがある。
⑨ 　耳穴形の補聴器は，イヤホンの外耳道口が細く，耳垢がつまり音が聞こえなくなるので，頻繁に掃除する。
⑩ 　耳掛形のフックにダンパが入っているときは，湿ったり垢がつまって特性が変わったり聞こえなくなることがある。ダンパを交換する。
⑪ 　耳掛形のチューブには，冬期や雨期には水滴がたまって音が聞こえなくなる。チューブを外して振ると取れる。チューブに水滴がたまらないように糸を入れたものがある。
⑫ 　耳掛形補聴器は汗による錆が多く，結線の断線や電池ホルダの接触不良をおこす。汗がついたときは，就寝前に水で拭いて乾燥ビンに入れる。電池ホルダの部分も水でふいてきれいにする。

⑬　箱形補聴器は外に出して使うのがよい。ポケットに入れるとき，コードは頭の後をまわすと邪魔にならない。布ずれの音は柔らかい布で袋を作って入れると小さくなる。
⑭　ハウリングをおこしやすいときは耳せんの大きさを変えてみる。口を動かすと耳せんが抜けてくるときにはイヤモールドに代える。
⑮　耳掛形や挿耳形を耳につけるときは，ボリウムを最小にしておくとハウリングをおこさない。耳につけてからボリウムを適当にする。
⑯　耳掛形は耳せんの向きを変えればどちらの耳にも使える。
⑰　補聴器をつけたら，嫌なことばかりを見付けないで，良いことを認めるようにアドバイスする。
⑱　難聴補助具については次を参照されたい。
　　補聴器周辺機器，園部紀子　CLIENT21，補聴器と人口内耳，中山書店，2000年．

後 編
フィッティングの詳細

1節　補聴器の変遷

　わが国に補聴器が輸入されたのは1911年（明治44年）で，吉田勝恵氏によるものである。当時の補聴器は電話器を応用したもので，カーボンマイクロホン，電池，受話器で構成されている，アメリカのアコースチコンの製品であった。出力音圧を大きくするのにはマイクロホンの数をふやして4個のものがある。マイクロホンは現在の電話用のものと同じくらいの大きさであるから，全体の形は小さなバスケットくらいであった（図19）。

　音を大きくするためにカーボン増幅器が1924年に開発された。これは一度受話器の振動板を振動させ，その振動を再びカーボン粒子に伝えて電流を大きくするものであった。このカーボン式補聴器は雑音が非常に多く，聞きとりがそれ程よくなかったが，かなり使われた。価格は1921年の記録ではマイクロホン1個のものが98円，2個で120円，4個では240円であった。当時の月給が50円くらいであったから現在に比較して相当高価で，特殊な人でないと買えなかった。

　耳に入るような小形イヤホンは1914年にシーメンス社で作られ，

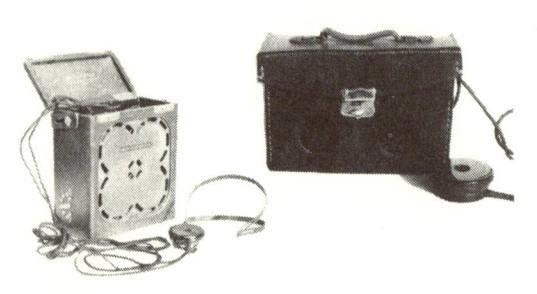

図19　初期の補聴器（マイクロホン4個と2個のもの）

表1 補聴器の変遷

	欧　米		日　本	
1900	カーボン電気補聴器	A		
09	骨導受話器	英		
11			カーボン補聴器	
			米から持帰り	吉田
23	ミニチュア真空管HA	米		
24			カーボン補聴器国産	
25			歯牙伝導補聴器	星野
36	AGC付HA	英		
39	フィッティング発案	米		
46	Tコイル付HA	米		
47			ミニチュア真空管HA	
52〜54	トランジスタHA	英・米		
54	トランスポーザHA	D		
55	耳掛形HA	米		
62	イヤモールド協会	米		
64	IC・HA	米		
64〜78			セラミック人工中耳	
65			IC・HA →誘導コイル	リオン
66			AGC付HA	
75			SPLヒアリングメータ	大和田
82〜87	デジタル方式HA	米		
83	耳穴形HA	各国		
84			防水形HA	リオン
85			ピークシフトHA	コルチトーン
96	周波数圧縮HA	D	聞取自己調整	
			ダイヤル付HA	大和田

A：オーストリア，D：デンマーク

1920年頃になって普及した．

　真空管の補聴器は1920年に米国で作られ，その年にイヤモールドの特許が出ているというから，イヤモールドの歴史は古いのである．

　日本で真空管補聴器が市場に現れたのはいつ頃か明確でないが，リッカホンが1932年，ホシノホンが1934年にできている．ホシノホンは歯に振動を与えて骨導聴力を利用するもので，歯牙伝導補聴

器といわれた。1948年頃からミニチェア管による補聴器ができたが，電池電圧が高く不便であった。トランジスタが輸入され補聴器に使われたのは1954年頃からで，その後急速に普及した（表1）。

2節　補聴器装用の前に

1．診断と治療を先に

補聴器を装用するか，装用するにはどのようにするかというと，まず耳鼻科で診断を受ける。耳鼻科では一般の耳鼻科的所見と聴力検査が行われ，難聴が伝音性か感音性か混合性かの診断がされる。これは補聴器をどのように使うかの基本となる。

医療で改善できるものは治療し，補聴器に頼らなくともよくなればそれにこしたことはない。耳垢塞栓で聞こえないこともあるからである。補聴器を使っていて，聞こえが悪くなったときも先ず耳鼻科医の診断を受けるようにする。

2．装用のカウンセリング

難聴者は補聴器に対して大きな期待をもつ場合と，これとは逆に，補聴器を使った人の経験を聞いて，補聴器はうるさいばかりで役にたたないと思っている人もいる。すべての難聴に補聴器が必ず役にたつというわけではないが，調整が適正でなかったためによく聞こえない例が多い。

補聴器の適応となる場合でも，実際には使われないことも多い。補聴器の装用は，幼小児を除くと使用者が自分できめることだからである。したがって便利さとわずらわしさの比較で選択されている。特に軽度の難聴で普通の会話には支障ないが，会合などで聞きとりにくいようなときには迷うようである。また高齢者では周囲の人が必要と思っても自分は不自由しないということで使われないし，使う意欲がないと使いこなせない。補聴器は周囲の人のために使うということを納得させる。

補聴器の装用をすすめるときには，聴覚や補聴器などについてよく説明しなければならない，高齢者や幼児が対象となるときには，

本人だけでなく，家族の人にも一緒に説明を聞いてもらい，よく理解されるようにする。説明としては前編にも述べたが，
　・難聴とはどういうものか
　・補聴器の説明とその取扱方法
　・補聴器でどんな音が聞こえるか
　・補聴器の日常生活での使い方
などを話す。これは補聴器の装用を進めるにあたって重要なことである。補聴器選択のための検査はその後のことになる。

　さらに補聴器を使うとそのために聞こえが悪くなるのではないかと心配する人が多い。補聴器による聴力障害はほとんどないが，一度使うようになってから外したときに，非常に聞こえが悪いと訴える人が多い．聴力を測定すると，以前と変わらないことが多いことから考えると，補聴器でよく聞こえるので，以前のように常に聞こうとする注意をしなくなるからだと思われる。また補聴器を使って最初はよく聞こえていても，次第に聞きとりが悪くなることがある。外しておくと回復するので，聴覚の疲労かと思われる。疲労もあることを考慮して，普段から左右交互に使うようにする。

　補聴器を使っていて，急に聞こえが悪くなると補聴器のせいだと思う人が多い。しかし耳垢がたまったり滲出性中耳炎のこともあるので，まず耳鼻科医の診断を受けるようにする。

3節　補聴器を通した聞こえの不満

　補聴器を使っても正常の耳のようには聞こえない。感音難聴は内耳の障害であるから，音は大きく聞こえてもやはり難聴と思わなければならない。難聴者が始めて補聴器で聞くと，周囲の音がよく聞こえて驚くと同時に，うるさくもあって期待に反した不満がある。この不満が改善されるように調整するが，一方では補聴器での聞こえかたを話し，その中で改善できること，困難なことの理由を説明し理解されるようにする。

1. 周囲の雑音が大きくてうるさい

　この訴えは非常に多い。ことばだけが聞こえて周囲雑音は聞こえないような補聴器はない。補聴器は全般的な音の増幅を行うので致し方ないが，対策は工夫されている。補聴器がうるさいというのは，原因が補聴器自体にあるのではなく，周囲の音が大きく聞こえるからである。難聴になると音が聞こえないので，静かな中で生活しているのが，補聴器を使うと周囲のいろいろの音が聞こえて煩わしい。正常者もこれらの音を聞いているが，気にしないということを話しておく。

2. 雑音があるとことばが聞きとりにくい

　感音難聴の特徴として，雑音が少しはいるとことばが聞きとれないといわれている。正常耳では少しぐらい雑音があってもことばがわかるが，補聴器ではそのような選択性がないといわれる。この機能は大脳にある。正常耳でも補聴器でも，外からの音は同じ鼓膜を通って大脳に行くので同じである。したがって選択性がない原因は補聴器から出る音にある。補聴器の出力特性が良くないことになる。それだけでなく一耳に補聴器をつけていると，ことばと雑音が同時

に聞こえ,雑音によるマスキングがあり,ことばが聞きにくい。補聴器を両耳につけると,雑音に方向性がでると同時にボリウムを小さくできるので,ことばが聞きやすくなる。

3. 少し離れると聞きにくい

感音難聴では最小可聴値は上昇しているのに,最大の音は正常と変わらないか,むしろ低下をしているので,音として聞こえる強さの範囲が狭い。これは補充現象といわれるもので,聞こえる強さの変化に対し大きさの変化が大きい。

補聴器がよく聞こえないのは補充現象により,音を大きく感ずるためといわれる。このことは音の大きいほうから考えると,音の強さが少し小さくなると聞こえる音の大きさは非常に小さくなるわけである。少し離れると聞こえないというのは,音の大きさを近くで聞くとき丁度よくしておくから,離れると急に音が小さくなり聞こえないことになる。遠くの音を丁度よくしておくと,近くの音が大きすぎてうるさくなる。これらは補聴器でも改善されない。

4. 衝撃音が耳にひびく

補聴器を使うときに非常に多い苦情である。一般に音の持続時間が短くなると可聴域値は上昇するので,衝撃音は聞こえにくいと思われるのに,感音難聴では衝撃音に鋭敏である。感音難聴の場合,高音域の聴力低下があり,音刺激に感じていないところに域値上の刺激が加わり,異常刺激として感ずるのかもしれない。対策として,ボリウムを下げる,高音域の制御,または最大出力音圧の制御などをしている。

補聴器は高度難聴にも使えるように出力を大きく作る傾向にある。軽度の場合に高出力の補聴器を使うと,ボリウムを少し強くすると急に音が大きくなり非常にやかましい。軽・中等度難聴では出力音圧が大きくない適切な補聴器を使うようにする。

5. 音は聞こえるが，ことばがはっきりしない

ことばの明瞭さは 3000〜6000Hz の音が聞こえないとよくないといわれる。補聴器でこの音の範囲を十分に補うのは難かしい。最近になって，高音域出力の大きい器種ができてきたので，まず高音域が十分に補われているかを検討し，不足の場合は器種を変える。

高音域の出力の大きい補聴器で 4000Hz 付近をよくきかせると明瞭さはよくなるが，音がひびいてつけていられないという。最初から十分な高音域補聴をせず，初期は制限をして装用させるようにする。耳掛形では出力音のピークを除くとよい。

感音難聴は，単に音が小さくなるだけでなく，内耳でのひずみもあるので，高音域を補っても明瞭さが得られないこともある。特に高度難聴で 2000Hz 以上が 100dBSPL をこえるようなときは，高域を域値上にしてもことばの聞きとりは良くならずに，かえってやかましく使えないことがある。高域は制限することも考えておく。

4節　補聴器装用に際してきめること

1. 補聴器の効果とは

何の音も聞こえない場合を除き，残聴を最大限に生かし，補聴器が役にたつようにするのがフィッティングである。正常のようにはならないが，少しでも聞きとりが改善されれば効果といえる。高度難聴では口の動きでことばを理解するといわれるが，それは僅かである。口の動きに加えて，補聴器を通して耳から音を聞くか聞かないかによって，聞きとりの良さが著しく変る。周囲の人が大声を出さなくてもわかるようになれば，本人はともかく周囲の人にとっての効果といえる。テレビの音が小さくなるのもその一つである。

2. どちらの耳に使うか

一耳が正常で反対側が難聴のときは補聴器の必要がないといわれるが，聞きとり難いことがあるときは補聴器を使うようにする。しかし一耳正常で反対側が高度難聴で，その耳に補聴器を使ってもことばの明瞭さがまったく無く，雑音にしかならないときは補聴の意味がない。

難聴が軽度で対話に支障がなくても，会議や集団での会話のように，周囲が少し騒がしいと聞きにくいときには補聴器を使うとよい。正常の場合は両耳で聞いているので，両耳難聴のときは両耳補聴がよいのは当然である。しかし難聴を知られたくないために使わないことが多い，最近耳穴形補聴器ができて見えにくくなったが，わずらわしさと経済的理由もあって片耳使用が多い。片耳に使うと，ことばだけでなく周囲雑音も同じ耳に大きく入り，ことばが聞き難い。また片耳補聴では反対側の音は聞き難い。

良聴耳で会話の聞きとりができて，難聴耳の補聴だけで両耳聴ができるようならば，難聴耳だけの補聴がよい。

表2　補聴器をどちらの耳に使うか

一耳	他耳	補聴器を使用する側
正常	軽度	軽度難聴の側の耳
軽度	軽度	片耳補聴なら電話に使わない耳
軽度	中等度	中等度の耳
中等度	中等度	明瞭さのよい耳
中等度	高度	中等度の耳
高度	高度	明瞭さのよい耳，または両耳補聴

　補聴器は耳を塞ぐので違和感があり，最初から両耳でなく，一耳でどうしても聞きとりがよくないときに両耳にする。
　どちら側に使うかの原則的なことを表2に示した。

3．補聴器の選定

　周波数レスポンスはどのようなものがよいか，最大出力音圧はどの位までいるか，調整装置が必要かなどから補聴器を選定する。
　聴力の状態から良好な明瞭さが得られるような特性の補聴器を選ぶが，それには各周波数における出力音圧と，最小可聴値とを詳細に注意深く見比べなければならない。これを誤ると調整してもよく聞きとれる補聴器にならない。
　補聴器はなるべく利用範囲の広い器種を選んでおくと選択の時間が短くてすむ。現在市販されている多くの補聴器は高音域の出力が小さいので，基準の周波数レスポンスを見て，なるべく広帯域で，高音域の出力の大きいものがよく，ピークやディップがなく，音質調整は高域と低域が独立して操作できるものが無難である。難聴の程度によって適切な最大出力音圧レベルのものを選ぶ。出力制限がなくて使える器種がよい。
　調整装置は補聴器のフィッティングのときに何の調整もしなくてよいときは，この装置は無くてよい。しかし多くの場合，装用の初期と慣れた後とでは聞こえかたが変わるので，難聴に対応させるた

表3　いろいろな補聴器とその長短

形	利　点	欠　点
箱形	平坦なレスポンス 高出力で使える マイクを相手の口元にできる 操作・修理が容易 イヤホンが交換できる 電池の入手が容易で安価である	大きくて重い コードがあり目立つ 体につけると衣服の影響がある 音の入口が耳と離れる 両耳に使いにくい 衣ずれの音が入る
耳掛形	耳の位置で聞くことができる 軽く目立たない 音に方向性がある 両耳使用が容易	ハウリングを生じやすい 着脱しにくい・落ちやすい 高度難聴に使いにくい 汗や水滴による故障がある 箱形に比し高価 電池入手が困難なときがある
挿耳形	耳掛形と同じ利点がある 耳掛形より小型 着脱が簡単 耳介効果がある	耳掛形よりハウリング生じやすい 特性の調整が少ない 出力音圧が小さい 小さいので操作しにくい
耳穴形	挿耳形と同じ利点がある 小型で見えにくい 軽くて使用感がよい 自然にきこえる	ボリウムの調整がしにくい イヤモールドを作らねばならない 自分の声がひびきやすい 出力音圧が小さい
骨導補聴器	補聴器の使用がわからない 外耳道が開放 音が静かである	適応は伝音難聴に限られる 乳突部の圧迫感がある 目方が重い 故障が多い 高価である 特性の選択ができない
眼鏡形	耳掛形と同じ利点 両耳使用は耳掛形より容易 クロス補聴が容易	眼鏡を外すと一緒にとれる 眼鏡を作らねばならない 眼鏡が重い 耳掛形より高価

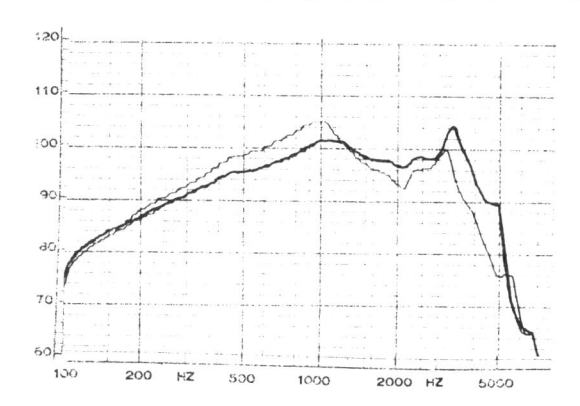

図20 イヤモールド外耳道孔の拡張による特性の改善
（細線1.9φ，太線4.4φ）

めの変化を考慮して調整装置がつけられている。音質調整と出力音圧調整があることが多い。最大出力音圧調整は PC のほうが AGC よりも好ましい。これについては後に述べる。

補聴器の形として，外から見えにくいということが難聴者の希望の第一条件であるが，聴力の状態から使用できる形をきめて，その中から選んでもらうようにする。使用の便利さ，聞きとりの良さ，価格など複雑に関係する。形が大きいほうが聞きとりは良い。

補聴器の形と特徴，利点欠点などを表3に示した。

4．イヤモールドの必要性とデザイン

傘形耳せんが使いにくいか，ハウリングをおこしやすいときにイヤモールドが使われる。イヤモールドの形と大きさで名称がつけられているが一定していない。前編の図8（27頁）はわが国で比較的多く使われている名称である。メーカーによって名称が違うので，注文するときに混乱する恐れがある。注意されたい。

イヤモールド作成の目的の中に音響特性の改善がある。その方法としてイヤモールドの外耳道口を拡げている。

イヤモールドにしても耳せんにしても，音道の外耳道口は 2ϕ から 3ϕ になり，現在では 3ϕ が多い。これを 4ϕ にすると，理論的には 5000Hz で 2ϕ に比し 10dB も増強するという（図20は 1.9ϕ と 4.4ϕ のレスポンスである）。

2ϕ の耳せんと 3ϕ との比較では，1000Hz 以上で 3ϕ が 2dB くらい増強し，4ϕ にすると 4000Hz で 4dB，6000Hz で 6dB 増強した。2ccカプラによる周波数レスポンスでは 5000Hz 以上の数値の読みとりは困難である。

イヤモールドの形は個人により変り，大きさも各々異なっている。ハウリングを生じない限り，形は小さく，外耳道は塞がないほうが装用感はよい。しかし最終的な成形はメーカーが行うので詳細なデザインはできない。ベントホールのあけ方についても期待通りにならないことが多い。イヤモールドの形で音響特性が変わるので，イヤモールドをつけて最小可聴値を測り，補聴器出力はカプラ特性を測って両者の関係から補聴器を選ぶのであろうが，最初からイヤモールドを作ることが少ないので，補聴器の音響特性を低下させないようなイヤモールドを作るようにせねばならない。もちろん音響特性が改善されればそれに越したことはない。

5節　補聴器の形と構造

　箱形，耳掛形，挿耳形，耳穴形があり，形の違いとともに調整の位置も異なっている。調整については後述する。

1．箱形補聴器

　ポケット形ともいわれる。補聴器の基本である。本体とそれにイヤホンをつけたコードを接続する。調整器は本体の横あるいは底部にあり，ボリウム以外の調整はトリマー（小さな半固定ボリウム）が使われているので，小さなドライバーで回す。

　スイッチには電源の入（on）切（off）の他に，音質あるいはTの切替えを兼ねていることが多い。Tは telecoil のTで，磁波受信用である。以前は電話受信用であったが現在の電話では音が小さい。Tにするとマイクロホンからの音は入らない。Tは磁気ループ受信に使われる。

　電源スイッチと切替えて使う音質調整には，SまたはNSなどの記号がついている。Sは suppress，NSは noise suppress のことで音質調整Hに相当するもので，低音抑制であるが固定されていて抑制の程度は器種により異なる。これは社会音が小さくなるので静かになる。

　ボリウムは上面のパネルにあり指で回す。ボリウムダイヤルには目盛りがあり，数が多くなると音が大きくなる。最大の数字はいろいろで，4のこともあり10のこともある。目盛りと音の強さは器種で変わるので，目盛りの数字は音の大きさの目安にならない。

　調整器が底部にある器種では，底面にスライドできるパネルがあって，矢印の方向に引くと止まって中に調整用のトリマーが見える。さらに引張ると外れる。これは修理のためである。

　調整は音質と出力音圧調整がある。音質調整にはHとLがある。

Hは高音強調といわれるが、低音を小さくして比較的に高音を強くする。Lは高音を低下させる。何も制限しないのがNでこれが普通の状態である。

　出力音圧調整にはPCとAGCがあるがPCが多い。半固定のトリマーを回して制御レベルを変える。トリマーの周囲に目盛りがあり「-5」とか「-15」という数字が書いてあるものもある。この数字は最大出力音圧を低下させるレベルであるが正確ではない。目盛りでなく記号で音の大きさの方向を示している器種もある。狭い方に回すと音が小さくなり、広い方で普通になる。記号は音の大きさを表わすもので制限の大小ではない。

　音質調整でも出力調整でも、音を聞いてみれば変化がわかるが、トリマーの回転角度でどのくらい変わるかは、補聴器を実測してみないとわからない。

　箱型補聴器では外挿イヤホンを変えることで特性が変わる。外挿イヤホンには3種類ある。

　P, N, Wの記号で、Pはpower, Nはnormal, Wはwideの略名であろう。Pは出力音が大きいが3kHz以上の高音出力が急に小さくなる。WはPより出力音は小さいが周波数範囲が広く5kHzを超えて使えるものもある。Nは中間である。

　イヤホンの特性はメーカーで異なり、また補聴器本体でも変わるのでどの周波数まで使えるかは測定して決める。

　電池は単3が多く使われている。他に比し形が大きく重いが使用時間が長く、器種にもよるが1カ月近く使える。補聴器の重量は電池が大部分で、その他は軽い。最近はアルカリ電池が多く販売されているが、マンガン電池より重いのでマンガン電池をすすめている。単3電池は入手が容易で他の電池より安価である。単4電池は小形であるが単3電池より入手しにくい。

　電池を入れる場所、方法など種々である。＋と－の方向を間違えると働かない。電池が使えるかをチェックする電池チェッカーが販

売されているが，チェッカーの作り方が一定していない。またどの位の電圧で使えるかが補聴器で異なるので，一応の目安とする程度である。また補聴器に電池寿命時間が書いてあるが，器種や使い方で何日使えるか一定していない。自分で確かめるほかない。

2．耳掛形補聴器

コードが無いので使い易いが，マイクロホンとイヤホンが近いので，耳せんがよく合わないとハウリングになる。ハウリングは耳せんの大きさと外耳道の形による。

耳掛形補聴器は本体（JISではフックを含め本体としている）にフックがついていて，その先に音を伝える伝音チューブと耳せんがついている。補聴器を耳にのせてから耳せんを外耳道に入れる。

スイッチとボリウムは背面にある。スイッチは縦方向に on，off があり，上方がM（マイクロホン）のものと下方がMのものがある。横方向のものは国内製に多く，右がMであるが，外国品は逆に左がMのことが多い。記号はＯＴＭ或いはＯＳＭで箱形と同じである。外国品では必ずTがあるが，わが国産では現在，Tのない器種が多い。

ボリウムは上方に回すと音が強くなる器種が多いが，稀に逆のことがある。ダイヤルには目盛りがついているが，器種によって強さが違うので大きさの目安にならない。耳掛形ではボリウムの操作が難しいので，音の調整を補聴器を外して目盛りで決めて使う人がいるが，これではよく使えない。耳につけたままボリウム操作をする方法を教えて，練習してもらうようにする。

音質調整は背面あるいは腹側にありカバーがついて見えないことが多い。カバーがあれば調整器があるので，開けられそうな溝があるかを探す。カバーは蝶番式のものとハメ込みとがある。蝶番のときは開ける方向を確かめる。ハメ込みの場合は外したときにハネて，カバーを紛失することがあるので注意する。カバーが無くてトリマ

ーが直接見えるとわかり易い。

　調整は音質と出力調整が多い。最近のデジタルコントロールの器種では，調整用の器具を使うので本体に調整器はついていない。

　調整機能がわからないときは，長いチューブに耳せんをつけ他方を補聴器のフックにつなぎ，聞いて判断する。聞きながら /アー/ 又は /シー/ の発音をしてみる。トリマーを回しながら /ア/ の大きさが変われば低音，/シ/ が変われば高音の調整で，どちらも変わらなければ音質調整ではない。また故障で変わらないこともある。

　出力調整はトリマーを回しても発音した音は変わらないが，大声を出してもある程度以上大きくならない筈である。しかし，よくわからないことが多い。中には故障のこともある。AGC では，短く /ア/ を入れると利得が下がるのでノイズが小さくなるが，間もなく元の利得に戻りノイズが元の大きさになるのでわかる。調整機能がわかれば特性の測定をして変化の範囲を知っておく。

3．耳掛形補聴器いろいろ

　①　ラジオなどを聞くように，外部入力端子を備えた器種がある。補聴器の腹面下方に３つの金属の小さな点が並んでいる。外部からこの下部を包むように抱かせて，ラジオなどを聞くのである。

　②　指向性を持たせた補聴器がある。よく見ると耳掛形上部のマイクロホン入口の他に背部にもう一つ入口がある。指向性では正面の狭い角度（範囲）の音の増幅を強くして，周囲の雑音を少なくするのが目的である。したがって聞こうとする方向に向かないと音が入りにくい。補聴器ではその方法として，一つのマイクロホンに２方向から音を入れて指向性を持たせるのであるが，その効果ははっきりしないことが多い。また低音出力が低下するので，低音が必要な場合は聞きにくい。背部のマイクロホン取入口を塞ぐと指向性は失われるが低音は強くなる。もともと耳掛形補聴器は装用側からの音は大きく入るが反対側からの音は小さくなるので音の方向で聞き

にくいことがある。

③　耳掛形の補聴器をメガネのツルにつけてメガネ形の補聴器として使う器種がある。使い方は普通の耳掛形と同じである。

④　デジタル補聴器については後述する。

耳掛形でも形は大小種々で，大きい形の電池は 675（PR44）で，小さい形では 13E（PR48）が多い。電池寿命は 2 週間前後である。電池の出し入れは電池カバーを開いて行なう形が多いが，電源を切るのに電池室の部分を少し開けて切る器種がある。この場合は電源を切った後に更にカバーを開けて電池を取り出すので電池交換は 2 段階になる。何れにしても＋と－の側を間違えないようにする。

耳掛形補聴器でも大きいと重くて目立つが，あまり小さいと耳に掛けたときの座りが悪い。女性なら髪の毛に隠れて補聴器が見えないので気にすることはない。

4．挿耳形と耳穴形

挿耳形補聴器はストックカナルとも言われて既製品である。耳穴形より外に出て多少目立つ。本体は tragus（耳珠，外耳孔の前にある小突起）で支えるので落ちない。左右どちらにも使える器種と左右別のものとがある。音質調整はないものが多い。調整の有無はフェイスプレートにドライバーで回す溝があるかを見て判断する。調整の機能は，耳で聞きながらトリマーを回してみる。その方法は耳穴形でも同じである。長いチューブの一端に耳せんをつけ，他端には小さなミノムシクリップのビニールカバーを外して，半分に切って細い方にチューブを差込み，拡がった側で補聴器のイヤホン出口を包み，反対の切口側に耳せんをつけて音を聞くと，調整の変化がわかる（図21）。

挿耳形補聴器は耳せんの部分が特殊で共通性がない。またイヤモールドが付けられる器種と付けられないものがあるので，メーカーに聞いてみないとわからない。耳穴形より着脱が容易で価格も低い。

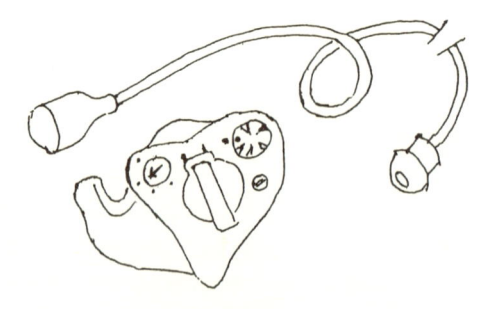

図21 聞き取りチューブと耳穴形補聴器のフェイスプレート

電池は312(PR41)が多い。

　耳穴形補聴器は印象剤で耳形をとる。外耳道に綿せんを入れることを忘れないように、これはイヤモールドを作るときと同じである。印象剤は基材と硬化材を混ぜて使う。外耳道の形をとり、それを元にシェルを作り、その中にマイクロホン、増幅のIC、イヤホンを入れる。

　補聴器の特性を指定できるのであるが、希望特性を指示してもその通り製作してくれるメーカーは少ない。多くの販売店ではオージオグラムをメーカーに送ると、あるフィッティング方法に従って特性を決めて作り、販売店に送ってくるので、フィッティングの必要がない。しかし出来た補聴器に苦情があると対策がむずかしい。これが補聴器不評の原因にもなっている。

　また耳穴形は外耳道の曲りに合わせた形なので着脱しにくい。本体にテグスのヒモをつけておくと取り出しやすい。ボリウムのつまみも小さいので操作がむずかしい。耳穴形は格好は良いが高齢者には向かない。ボリウムは指先で回すので丸いツマミに放線状の突起がある。調整装置の有無はフェイスプレートを見て判断する(図21)。小さな円板にドライバーで回す溝があり、周りに赤、橙、緑、青の小さな点があるのでわかる。その機能は自分の耳で聞いて判断する。変化の状態は特性測定をしてみないとわからない。

5．骨導補聴器

骨導補聴器は，音を振動に変えて頭骨を通して内耳に伝える。中耳炎などで骨導聴力が良いときには，普通の補聴器のイヤホンで聞くより明瞭で自然に聞こえる。正常者が聞くと低音が強く明瞭に聞こえるが，感音難聴には向かない。音を振動に変えるので使用電流が大きく，電池が長持ちしない。

形には箱形とメガネ形がある。箱形では本体からコードを通して振動子に接続し，ヘッドバンドを使って乳突部に圧抵する。箱形は不便なのでメガネ形が多い。メガネのツルの中に補聴器を入れ，ツルの後部に振動子を着けて乳突部に当るように作られている。そのためメガネのツルが太くて重い。電池は675である。使用中に乳突部への圧力が減ると音が小さくなる。メガネを作る不便さはあるが耳に何も入れないので耳閉感が無く，耳漏があっても使える。メガネ形は補聴器を使っているのがわからない。

フィッティングとしては，音ではなく振動なので聴覚との物理的関係が取り難い。適応をきめるには，オージオメータの骨導子をテープレコーダに接続して乳突部に当て，テープの話を聞かせ，ことばが良くわかるかを試してから使用をきめる。メーカーは1社か2社でツルの色も黒か紫に近い赤に限られている。

6．ＦＭ補聴器

難聴学級，ろう学校で使われている。トランシーバーと同じである。話者はマイクロホンを持ち電波で受信者に送り，ＦＭ補聴器のイヤホンで聞く。遠く離れてもよく聞こえるし，声は大きく周囲雑音は小さい。近くに物があると雑音が入ることがある。

測定はマイクロホンつきの発振器を測定箱に入れて，補聴器のイヤホンで出力特性を測る。

6節 補聴器のフィッティングのための測定

フィッティングには難聴耳と補聴器の測定を行う。聴力は最小可聴値,不快レベル,快適レベルが主である。測定の方法によって結果の数値は変る。現在では純音での測定が一般的である。

聴力の測定には受話器,補聴器用イヤホン,スピーカなどが使われる。

1. SPLヒアリングメータ（SPLメータ）

聴力測定にはオージオメータが多く使われているが,補聴器のフィッティングにはSPLヒアリングメータで測るほうがわかりやすい。この測定器による出力音圧は,補聴器の出力レベル表示のSPLと同じであるから,最小可聴値や不快レベルと補聴器の出力音圧との関係を,同じ図で見比べることができる。オージオメータとSPLヒアリングメータとの相違を表4に示した。

表4 オージオメータとSPLヒアリングメータの相違

	オージオメータ	SPLヒアリングメータ
音源	受話器	補聴器用イヤホン
ゼロdB	各周波数最小可聴値	各周波数ともに20μPa (0.0002μ)
最大出力	1000Hzで100dBまたは110dB（107dBまたは117dB:SPL)	各周波数ともに130dB:SPL（小型は120dB:SPL）
周波数Hz	125, 250, 500, 800, 1000, 1500, 2000, 3000, 4000, 6000, 8000	250, 500, 1000, 1500, 2000, 3000, 4000, 5000
減衰器目盛	聴力レベル	イヤホンの出力音圧
耳への装着	耳あて	耳せん,イヤモールド
記録	オージオグラム	補聴器特性の記録と同じ用紙
その他	マスキングノイズ	シャドウヒアリングは生じない

2．補聴器用イヤホンによる測定をオージオメータで行う方法

補聴器用イヤホンと，オージオメータの受話器出力端子のジャックまたはコンセントを接続できるようにして，受話器の代りにイヤホンを使えばよいのである。このようにすると，オージオメータのダイヤル目盛は聴力レベルでなく，音の強さを比較する dB 値にすぎないので，この目盛と出力音圧との関係を明らかにしておく。すなわちダイヤル目盛を周波数毎に最大にしておき，各周波数でのイヤホン出力を 2cc カプラを通して測り，その出力音圧を記録し，ダイヤル目盛と対比した表を作っておくと使いやすい。使用するイヤホンは，高音域における出力の大きいものを選ぶ，現在のイヤホンでは RK-63B または 73B（リオン社製）が最もよい。

音圧測定には，補聴器特性測定装置があれば補聴器測定と同様にして測れるが，ないときは騒音計でも代用できる。騒音計のマイクロホンに 2cc カプラを乗せて測る。この方法ではマイクロホンの違いから 2000Hz で 2dB，4000Hz で約 4dB 小さくなるので，出力音圧にこれらの数値を加える。

オージオメータにイヤホンを接続すると最大出力音が周波数によって異なる。250Hz では 130dB をこえるが，4000Hz では 100dB に達しないことが多い。また 5000Hz がないので補聴器を選ぶのに困る。

SPLメータは低価格なのでこれを使うほうが簡単である。

3．オージオグラムと補聴器出力音圧の比較

オージオグラムの最小可聴値を換算して，補聴器出力音圧と比較することができるが，正確ではなく，近似値であると思ってほしい。

オージオメータは補聴器と違い，受話器で最小可聴値を測るので，イヤホンによる最小可聴値とは音圧が等しくない。この違いを無視すれば，両者の音圧を換算値で直接比べることができる。まずオージオグラムと SPL のグラフを図22で見較べて頂きたい。音圧測定

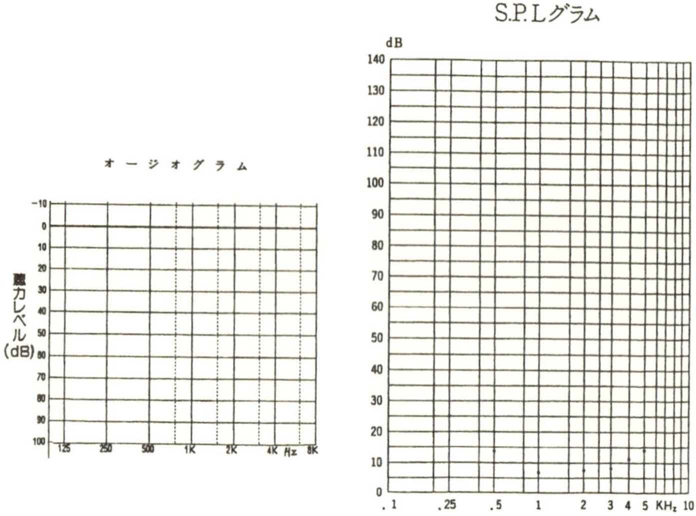

図22 オージオグラムとSPL

表5 オージオメータ0dBのSPL換算値

周波数Hz	250	500	1000	2000	3000	4000	6000
dBSPL	25	13	7	8	9	11	13

のときに0dBとなる音圧が,オージオメータでは最小可聴値であり補聴器ではSPLであるから,オージオメータの0dBをSPLになおせば,両者共にSPLとなり,数値上では比較することができる。すなわちオージオメータの0dBとなっているSPLの値を聴力レベルに加えればよいわけである。その数値は表5に示すようである。オージオメータの0dBのSPL値が,使用する受話器によって異なっているので,ここでは現在使われていると思われる受話器音圧0dBの平均値を示した。

オージオグラムの最小可聴値をSPLに換算した値と,イヤホン

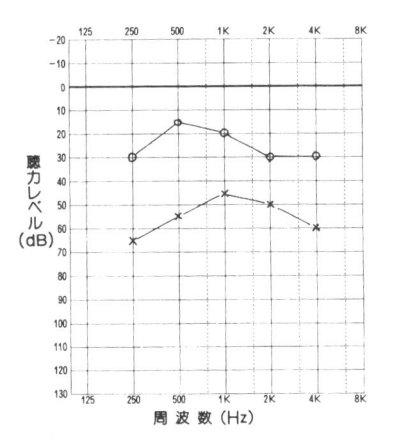

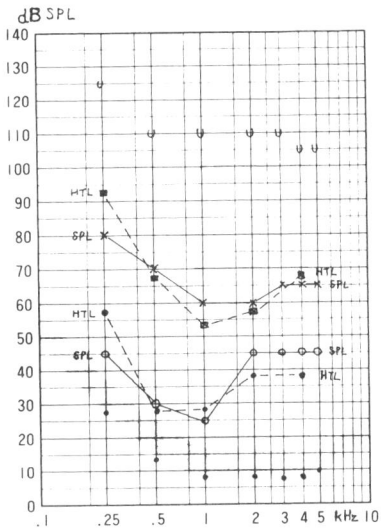

6節　補聴器のフィッティングのための測定　77

図23　オージオグラムとイヤホン測定の比較
　　　（SPLグラフのHTLはオージオグラムからの換算値，SPLはイヤホンによる実測値，下の黒点はオージオメータの 0dB の音圧）

で測定した最小可聴値は等しくないので, イヤホン測定をすすめたい。実測した両方法の結果を図23に示した。

　上の図はオージオグラム, 下の図は同じ例を SPL ヒアリングメータで測ったもので, これにオージオグラムを SPL に換算した値を記入した。両者では 10dB くらいの差があり, 特に 250Hz では差が大きい。

7節　聴覚の測定

　聴覚の測定はオージオメータが一般に使われる。その理由はオージオメータが普及しているからである。しかし聴覚測定はオージオメータに限らない。測定の目的により利用しやすい方法がよい。オージオメータは難聴の診断が目的であるから，感覚的な聞こえの悪さを各周波数で同じようにするために，最小可聴値（HTL）の音圧を基準（0dB）としている。このオージオメータ HTL の音圧は周波数毎に異なっているので，各周波数で同じ dB 値でも音圧は同じではない。これは一般の音響機器の測定方法からみると例外である。

　一般の音響機器の音圧測定には sound pressure level（SPL，音圧レベル）が使われている。SPL の基準の 0dB の音圧は各周波数で等しく $20\mu Pa$（$0.0002\mu b$）に決められている。この基準のレベルから音の強さを dB で表わしている。したがって各周波数で同じ dB 値ならば音圧も等しいことになる。

　補聴器の出力音圧も SPL で表される。したがってオージオメータで測った HTL の音圧（dB）と補聴器の出力音圧（dB）とは直接比較できない。これではフィッティングに不便である。そこで一つの解決方法として，HTL の測定を補聴器と同じイヤホンで測ると，測定方法が同じなので聴覚の HTL と補聴器の出力レベルを直接比べることができる。両者を同じ図に描いてみると，両者の差から HTL 上の音の強さを知ることができる。HTL をイヤホンで測定する機器として SPLヒアリングメータがある。その測定方法はオージオメータと同じである（表6）。

　イヤホン測定では shadow hearing が生じ難いのでマスキング雑音はなく，また骨導測定受話器がついていない。補聴器の場合域値上のレベルをきめることが必要で，shadow hearing があっても差

表6　SPLメータによる聴覚測定方法

---

1. 測定周波数：250, 500, 1000, 1500, 2000, 3000, 4000, 5000Hz
2. 測定順序は1000Hzから始め，1500, 2000・・・・と進め，5000Hzの次に再び1000Hzを測り，2回目の値とする。
3. 音を聞かせる時間は約1秒とする。
4. 音の聞かせ方は断続上昇法とする。すなわち聞こえない音から，音を断続しながら，5dBずつ強くして，聞こえる最小の音（最小可聴値，域値）を求める。
5. 最小可聴値の決め方は断続上昇で2回連続して同じ値になったとき域値とする。
6. 測定のとき最初に十分大きな音で測定音を知らせる。このとき音が聞こえたら応答用の押ボタンを押すよう指示し，音が聞こえている間押しているようにいう。押ボタンを押すと応答用ランプがつく。音を断続して（長くあるいは短く）そのとおりランプがつくように練習する。

   測定する音を知らせたら，音圧ダイヤルを聞こえない音まで小さくして，断続しながら10dBずつ強くし，前と同じレベルで応答があればそれより10dB小さくして同じことを繰り返す。2回同じ値になればよい。

   一つの音が終わったら同様の方法で次々と域値を決める。域値近くでは聞こえたか否か迷うので，信号音を長く，あるいは短くして，そのとおりランプがつけば確認できる。
7. 得られたダイヤル目盛をSPLグラフに記入する。右は○印，左は×印とし線で結ぶ。120dBでも聞こえないときは120dBの所に↷，または↶とし，線で結ばない。

し支えない。

　「dB」は比較単位である。音圧の場合は基準とする音圧を 0dB として，基準値から順次強い音を対数で目盛り，それを直線で読む値が dB である。音圧と dB との関係を図24に示す。

　図でわかるように音圧が2倍になると 6dB 強くなる。この dB 表示は他の物理量でも使われる。dB は基準値の何倍という数値を示すことになる。

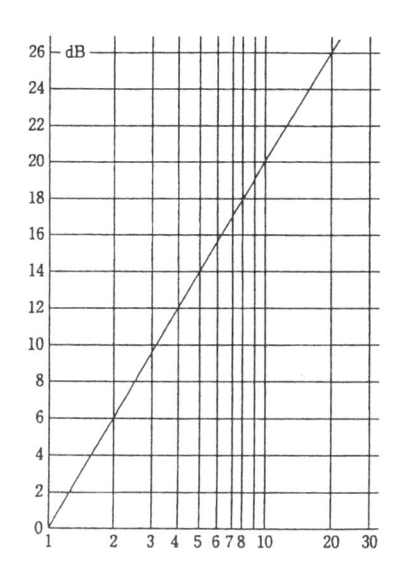

図24 物理量（横軸）と dB（縦軸）

1．音場での測定

室内などの音場測定のときは純音を使うと室内の反射音などが影響し，音場の乱れがあり，測定場所によって音の強さが変わるので，音源にはバンドノイズやワーブルトーンが使われる。

音場測定には決められた方法はない。音源のスピーカと被検者の距離は 1m とし，部屋の中央で行うことにしている。

音場での検査は，裸耳または補聴器を使って最小可聴値，不快レベル，語音検査などが行われ，補聴効果の評価によく使われる。

日常生活では両耳で聞くので両耳での測定が実用的であるが，片耳の補聴効果を知りたいときは，非検耳にマスキングノイズを使う。しかしこの方法は，受話器でノイズを反対側に加えたとしても，ノイズによる影響がないとは言えないが，他に良い方法がない。両耳の聴力が著しく違うときは，良聴耳の検査にはマスキングはなくて

よいが，補聴器は難聴耳に使うことが多いので，反対耳のマスキングが必要になる。

バンドノイズは周波数の幅を狭くしたノイズで，ホワイトノイズを音源として，フィルタで帯域を狭くしている。3分の1オクターブ・バンドノイズというと，中心周波数から 3dB 小さい周波数の幅が3分の1オクターブのことである。その帯域の中心に当たる周波数を中心周波数といい，バンドノイズの周波数は中心周波数で表される。1000Hz の3分の1オクターブ・バンドノイズというと，890Hz から 1120Hz までで，それより下も上も急激に音が小さくなる。

ワーブルトーンは Downs の原法では 3000Hz のワーブルトーンは，3000Hz±5%（2950Hzと3150Hz）の音を 40Hz の周期で交互に出るようにした音である。したがって 3000Hz は出ていない。その後ワーブルトーンは2音をある周期で交互に出る音を総括し，偏倚の率や繰り返しの周期は一定していない。

バンドノイズもワーブルトーンも最小可聴値は純音より小さい。バンドノイズやワーブルトーンは音が一定していないので，音圧測定のとき針が動く，変動幅の中間をそのときの音圧とする。

2．最小可聴値の測定

最小可聴値の測定方法には，オージオロジー学会で検討した聴力測定基準に従えばよい（表6）。最近は高齢者が多いので，音の提示時間は1秒くらいとせず，長くしないと正しい反応が得られないことが多い。聞こえている間ボタンを押しているようにする練習が大切である。また押ボタンの操作が困難の場合は，ハイという口答がよいようである。反対耳のマスキングはおこなわない。殊にイヤホンによる測定では shadow hearing はおこらないが，あっても差し支えない。また特別の例以外は骨導聴力は測らなくてよい。

3．不快レベル（LDL，UCL）の測定方法

LDL は loudness discomfort level の略名で欧州で使われている。同じ意味で UCL uncomfortable level が米国で使われる。

不快レベルは，補聴器を使っているとき，ことばや周囲雑音の音が大きすぎて不快にならないように，不快となる音の強さを知る目的で測定される。しかし不快の感じ方は個人によって異なり，大きくても不快と思わない人もいる。この検査音として，どんな音がよいか研究段階である。現在では純音やバンドノイズが使われ，聞いていられないような音としてその音圧を測っている。音の提示方法によっても変わるので，連続音だけでなく断続音も使われる。いずれにしてもことばの不快レベルに等しい値が得られることが望ましい。

オージオメータを使うと，受話器の音の出力不足のために難聴では不快レベルにならないことがある。この点では SPL メータでは 120dB まで測定できるので，難聴でも不快レベルの測定範囲が広い。また受話器での不快レベルは，補聴器の出力音圧と直接比較することができないが，イヤホンの測定ならば比較できる。一方補聴器では 130dB をこえる出力音圧は少ないので 120dB まで測れれば足りる。130dB では聴器障害の生ずる危険がある。

純音あるいはバンドノイズを使って不快レベルを測るときには，音が強すぎて聞いていられないようになったら合図をしてもらうように言う。音の与え方は，うるさくない強さから 5dB ステップで断続器を使い 1 秒間 2 ステップくらいの早さで音を強くし，合図があったらそのレベルを記録し，2 回行い，2 回の値が一致したとき不快レベルとしている。音源に自動断続音を使うと測定しやすい。

測定周波数は全周波数で行うか，特定周波数か決まりはない。またその結果から，最低不快レベルをとるか，いくつかの周波数での値の平均値をとるか，それを補聴器にどう対応させるか，さらに補聴器も聴覚に合わせて対応できるようになっていない。結局使用し

| A 単独周波数短音 | | 各周波数 |

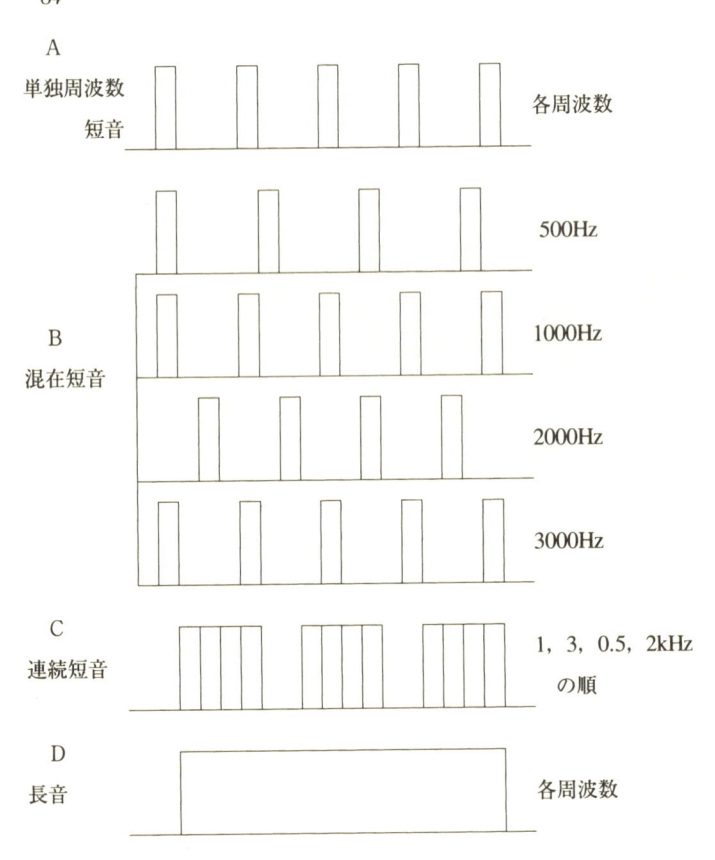

図の説明:
- A: 単独周波数短音 — 各周波数
- B: 混在短音 — 500Hz, 1000Hz, 2000Hz, 3000Hz
- C: 連続短音 — 1, 3, 0.5, 2kHz の順
- D: 長音 — 各周波数

図25 測定音の提示方法

たときに不快でないように調整しているのが現状だと思う。不快レベルの測定方法の一つとして，音源に500, 1000, 2000, 3000Hzの短音を交互に出し，1回の音の増幅で不快レベルを測定する方法を考案した。4周波数の音は2秒間隔で出し，休止の間に5dB増強する。音の提示方法は図25に，またこの方法と他の方法との比較をLDLについて図26に示した。

【イヤホンで聞く】

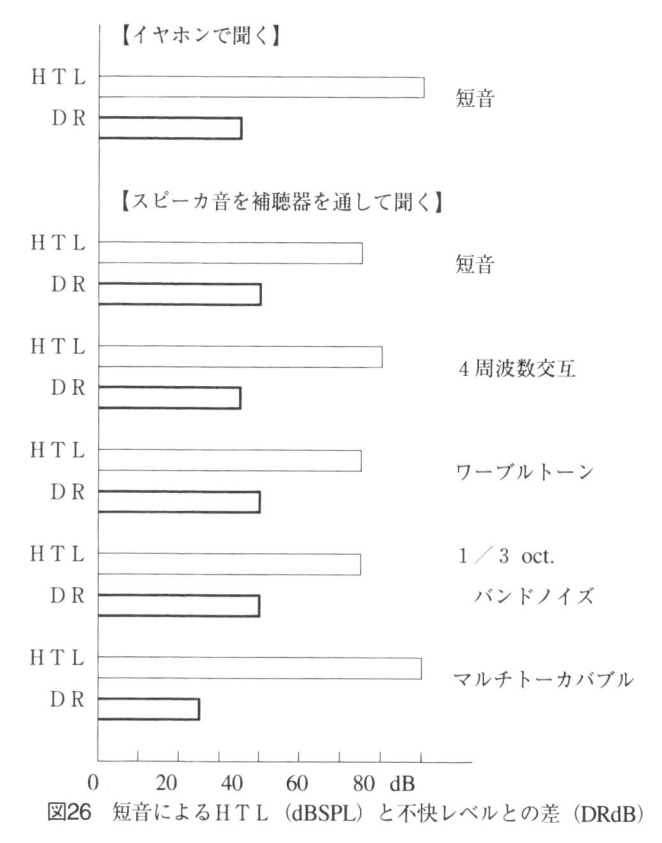

HTL 短音
DR

【スピーカ音を補聴器を通して聞く】

HTL 短音
DR

HTL 4周波数交互
DR

HTL ワーブルトーン
DR

HTL 1／3 oct.
DR   バンドノイズ

HTL マルチトーカバブル
DR

0　20　40　60　80 dB

図26　短音によるＨＴＬ（dBSPL）と不快レベルとの差（DRdB）

　不快レベルの測定は音を大きくして決めているが，不快レベルは音の大きさよりも性質によって変わる。不快レベルを測定して，そのレベル以下にしても不快を訴える人が多い。ことばによる不快レベルの測定もあるが，不快音は社会音で起こる。社会音で不快レベルを決めたいが，すべてを対象にすることはできない。大きさだけの不快レベルではあまり意味がない。

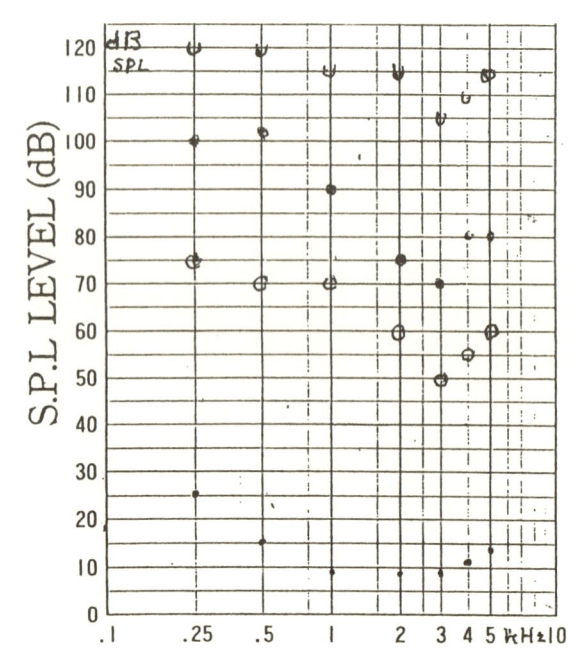

図27 下から,HTL, MCL, LDL

4. 快適レベル (MCL) について

MCL (most comfortable loudness level) の訳である。補聴器で丁度聞きよいという音圧を求める。難聴でも丁度聞きよい音で会話が聞ければ快適になるはずである。

検査音には会話音がよいに違いないが,どのことばがよいか選択がむずかしいので,純音やバンドノイズで行っている。丁度よい大きさという音の判断は,個人にとっても難しい。小さい音から次第に大きくしたときの丁度よい大きさと,大きい音から小さくして聞いた大きさとは一致しない。大きさの判断を一段階前の音と比較して判断するからである。MCLをもとめるとその幅が10dBをこえることがある。

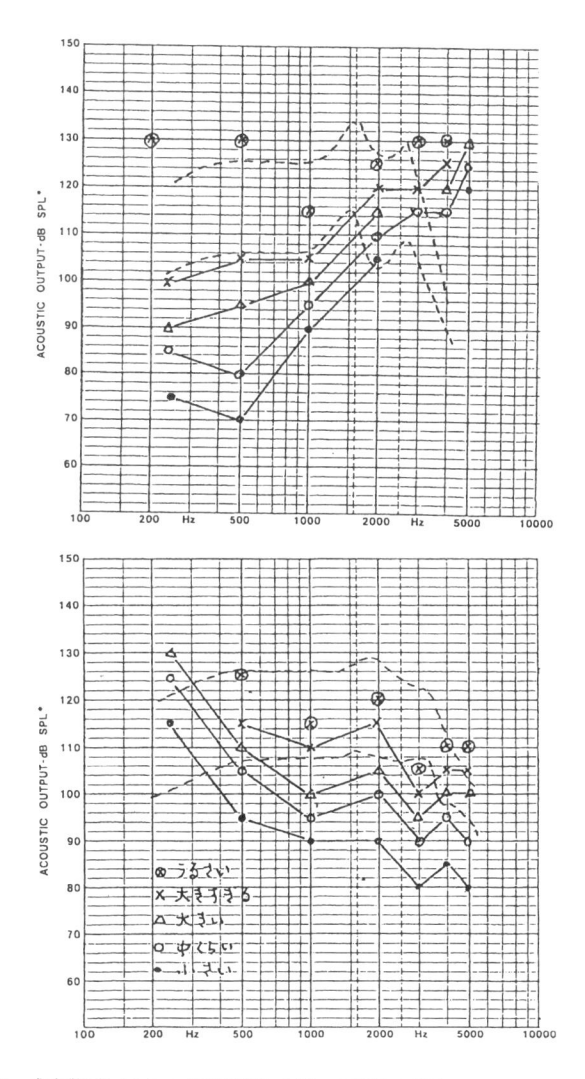

図28 感音難聴（上）と伝音難聴（下）の等ラウドネス

このように MCL は変動幅が大きいことと，MCL が最小可聴値と不快レベルのほぼ中間にあることから，MCL を直接求めないで，ダイナミックレンジの2分の1または3分の1を MCL とすることが多い。ことばの強さにも強弱があるので，MCL の測定は省略してもよい。最小可聴値と MCL，LDL の例を図27, 28に示した。

8節　音の測定

1．音圧の単位と基準

補聴器で音が聞こえるようにするには，聴力の程度と補聴器から出る音の強さとの関係を知らねばならない。音の強さは音圧で測られるので，音圧について述べておく。

音圧の単位は μb または μPa（Pascal 単位）である。1 Paは10 μb に相当する。

我々が聞くことのできる音圧の範囲は広く，最小可聴値から最大可聴界限までは音圧で100万倍にもなるので，比較単位として dB が使われている。音響領域では音圧の基準（0dB）として各周波数共に0.0002 μb（20 μPa）ときめられている。この基準により表示されるものを sound pressure level（SPL）という。SPLで表示すると音として聞き得る最大は 120dB をこえる。120dB は基準音圧の100万倍である。音圧の dB は μb の代りであって，基準音圧の何倍ということで音圧を表わしている。

2．音圧の測定

音圧はマイクロホンで測定する。マイクロホンには種々あるが，標準マイクロホンまたはそれに準じたコンデンサマイクロホンが使われる。

① 音場測定

音場の測定には騒音計が使われていることは周知である。室内で音を出すと，純音では周囲の反射音が影響し音波の干渉がおこり，測定の位置を少し変えると音圧が著しく変化する。まったく反射音のない空間を自由音場（free field）という。純音で測定するときは自由音場でなければ正しい測定はできない。しかし自由音場は特別な施設に限られるので普通には使えない。そのため部屋の中で行

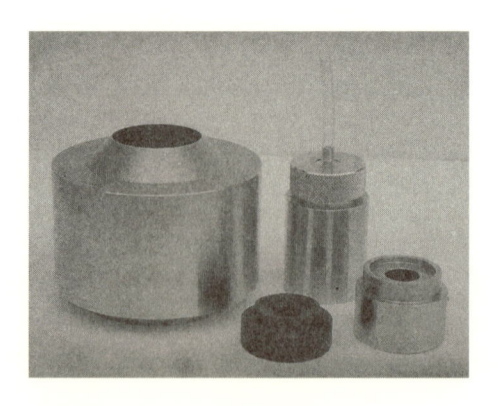

図29 カプラ (左は 6cc, 右の 2 個は 2cc)

う音場測定には純音でなく,バンドノイズやワーブルトーンが使われる。これらの音圧は純音のように単一周波数でないので定常波にならない。そのため音場の測定にはよいが単一周波数としての測定はできない。

　音場で測定するときは,裸耳であっても補聴器を付けてであっても,耳に入る音の強さがどの位かを知らねばならない。難聴者の耳の中の音圧を一人一人測るわけにいかないので,スピーカから離れて座っている耳の近くにマイクロホンを置いて,その位置の音圧を測る。または頭のあった中心の位置にマイクロホンを置いて測り,それを耳に入る音としている。

　補聴器ではイヤホンから外耳道に音を出すので,イヤホンの音場は室内と違って小さな空間になる。マイクロホンで測定される音圧は,音のある空間の容積で変わるので,外耳道内の音圧を測るときは外耳道の容積を考慮しないと,得られた音圧が実際と変ってしまう。そのため音源とマイクロホンの間に,適当な容積をもったカプラが使われる。受話器とイヤホンでは構造上の違いから,異なったカプラが使われる。

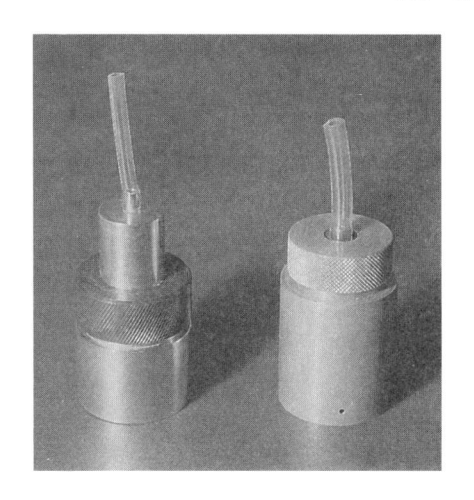

図30 擬似耳（左）と2ccカプラ

② 6cc カプラと 2cc カプラ

オージオメータの受話器は，耳あてがあり受話器内の容量もあり，外耳道の容積も加わるので，6cc の容積をもたせてある。このカプラの上に受話器をのせて音を出し，カプラ内のマイクロホンで音圧を測る。補聴器用イヤホンは，それ自体小形であり，外耳道に挿入するので，カプラの容積は小さく 2cc としている。6cc カプラと 2cc カプラを図29に示す。

③ 擬似耳 ear simulator

補聴器のイヤホンの音圧測定は，これまで 2cc カプラが使われた。このカプラは安定性がよく使いやすいので今後も使われるであろう。1986年のJIS規格の改訂で擬似耳が導入された。このカプラは容積が 1.2cc で 2cc よりさらに小さく，カプラ内に共鳴腔がつくられている。密閉形といわれ，密閉した状態で使われる。擬似耳といっても耳の形をしているわけでなく，構造は違うが固い金属でできているのは 2cc カプラと同様である。擬似耳と 2cc カプラと

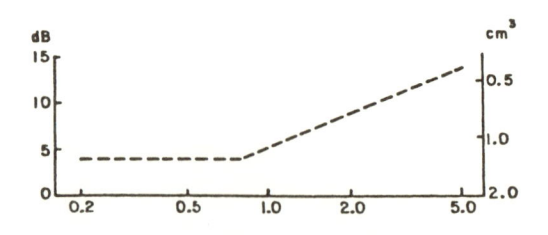

図31 擬似耳による測定音圧の相違（2ccカプラを0dBとして比較）

を並べて図30に示した。

　補聴器のカタログには，擬似耳による周波数レスポンスが掲載されるので，2ccとの違いを書いておく。もっとも新JISにも付属書として2ccカプラの周波数レスポンスもつけられるので，相互に比較すればわかることである。

　イヤホンの出力音圧を擬似耳で測ったときと2ccカプラとの違いは図31のようである。2ccを基準の0dBとして比較すると800Hz以下では約4dB大きく，1000Hz以上の音圧は周波数の上昇と共に大きくなり，3000Hzで10dB以上になることがある。擬似耳で測ると，イヤホンの構造上の違いのため，擬似耳と2ccとの出力音圧の関係がイヤホンの種類で変るので，2ccで得られる音圧に対する共通の換算値を出すことができない。イヤホンが同じなら換算値が使える。擬似耳で測ると音圧としては2ccカプラより大きく得られるが，イヤホンの出力音圧は同じであるから，測定上の違いであって，イヤホンの出力が大きくなるわけではない。2種の補聴器を両カプラで測定したものを図32に示した。これらの補聴器はイヤホンが同じなのかわからない。2ccカプラによる測定値と音圧は違うが波形は相似である。

　密閉形擬似耳は，イヤホンの耳せんと外耳道との漏えいは考慮されていないから，擬似耳で得られた結果は実耳とは異なっている。これは従来の2ccカプラでも同じである。

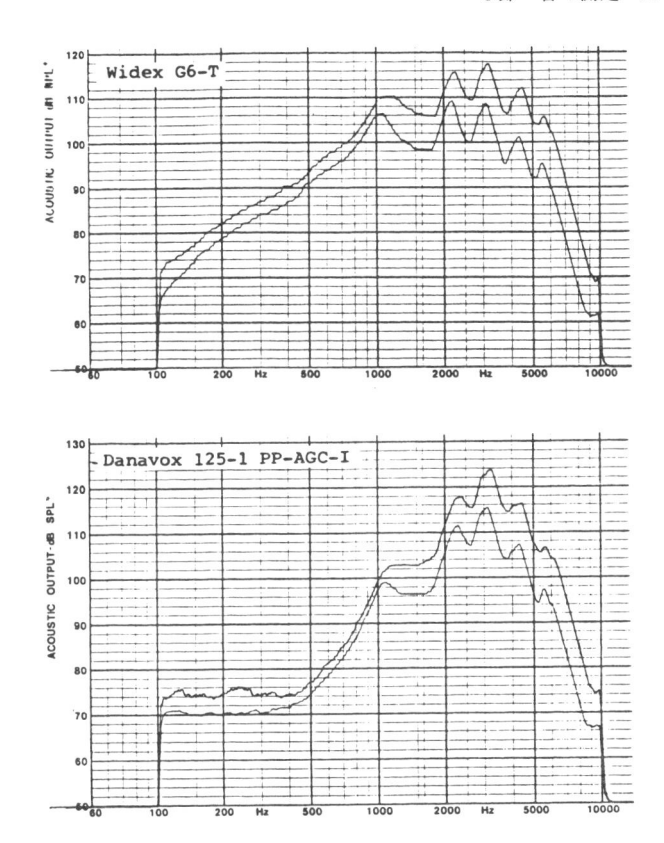

図32 擬似耳と2ccカプラによる測定音圧の比較
　　（左上に器種名，各器種とも上の線が擬似耳，下の線が2ccカプラによるもの）

　イヤホンの出力音圧を従来の 2cc カプラで測定した値と，それを外耳道に挿入したときに生ずる音圧を比べると，外耳道の容量が小さいので 2cc カプラの値より大きな音になるということを知っていなければならない。また擬似耳は正常成人の平均的な音響学的性質に近似するもので，実際に1人1人の耳に当てたとき，大きな

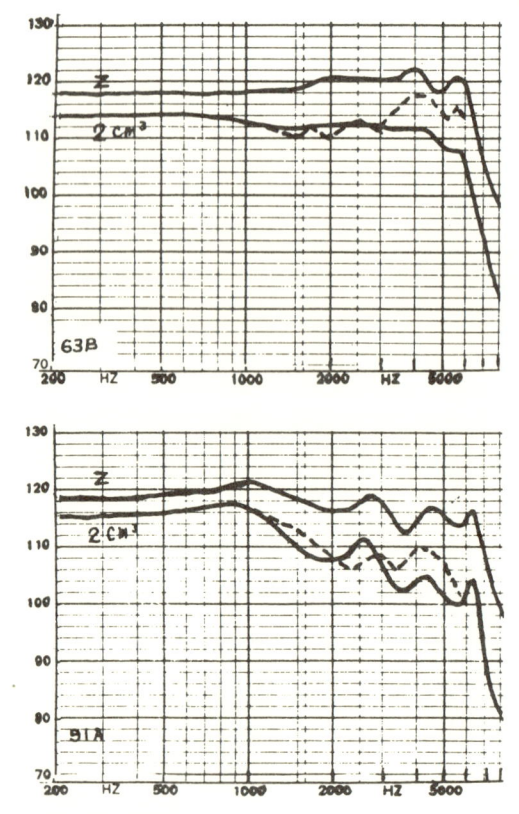

図33 カプラ測定値と感覚的大きさの関係
　　　（実線上は Zwisloky カプラ，下は2ccカプラによるもの。破線は
　　　感覚的に同じ大きさになる音圧）

変動があることを知るようにしてある。成人の場合は自分で音量を感覚的に調節できるのでよいが，幼小児では自分で調節することができないし，外耳道容積も小さいのでカプラ音圧より大きいことも考慮せねばならない。要するにカプラを使う場合は，どれを使っても実耳とは大きな違いがある。

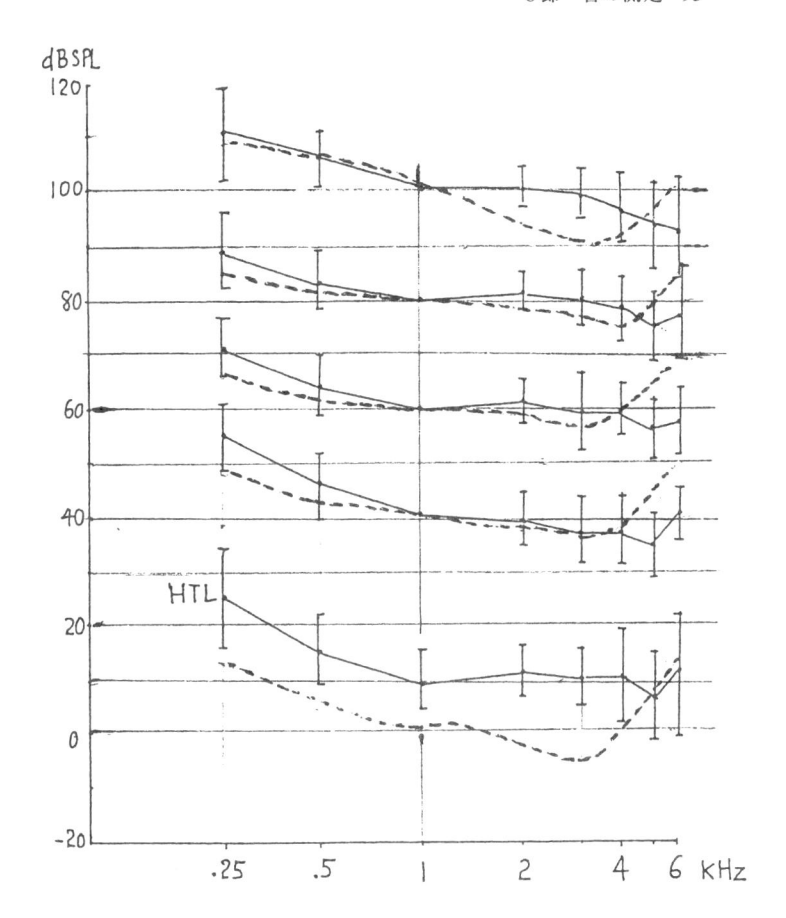

図34 イヤホンによる15耳の平均的ラウドネスコンター，
　　　（実線は2ccカプラ：大和田他，
　　　　破線は両耳音場の等ラウドネスコンター：King）

3. 2cc カプラと感覚的大きさとの関係

　イヤホンからの音の強さは 2cc カプラで求めるが，その周波数レスポンスの音圧が，耳で聞いた各周波数での音の大きさに対応す

るわけではない。

　カプラ測定による音圧と，感覚的大きさの関係を等ラウドネス方法で測定した結果がある（図33）。測定方法として，1000Hz を基準にして他の周波数と等ラウドネスになる音圧を求め，1000Hz の音圧との差を求める。次に 2cc カプラによる周波数レスポンスのうち，1000Hz を基準にして，他の周波数との差を求め両者を比較することで，カプラ測定の周波数レスポンスと感覚的大きさとの違いを知ることができる。この結果をみると 2000Hz を超えるとカプラで得られた音圧の差より次第に大きくなり，5000Hz では約 10dB 大きく聞こえる。

　この結果は擬似耳で測定した音圧が 2cc カプラで測定した値より大きいことで，擬似耳が感覚的大きさに近い。実際に耳で聞く音の大きさは，2000Hz 以上になると，感覚的には 2cc カプラの音圧より大きく聞こえていることを知ればよい。

　音場とイヤホンでは等ラウドネスとなる音圧が異なることはよく知られている。我々がイヤホンで測った等ラウドネスコンタを音場のそれ（Churcher King）と比較したものが図34である。

9節　補聴器特性測定方法

1．補聴器の測定装置

　測定装置には大形の室内用と小形の携帯用がある。どちらも本体と音響箱がある。本体は殆どコンピュータ操作である。測定装置専用に操作できるものと，パソコンを使うものとがあるが，専用のものが使い易い。測定条件をセットする方法は器種により異なる。音響箱には補聴器に入力音を与えるスピーカがある。携帯用では本体と音響箱が一体になっているので使い易い。小形のものでもフィッティングに必要な測定はできるので携帯用で十分であり，持ち運びができるので便利である。欧米では実耳挿入利得の測定が主になっているので，どの器種にもそのための装置が入っているが，カプラ測定もできる。フィッティングは出力音圧で調整するのでカプラを使った方法が有利である。

　カプラ測定の測定装置として次のような条件を持つものが便利である。

① 　手動でも操作できる。
② 　音圧測定のマイクロホンとスピーカの音圧制御用マイクロホンが同一のもの。
③ 　周波数別に固定して音圧をみることができる。
④ 　入力音圧は 10dB ステップで 60dB から 90dB。
⑤ 　最大出力音圧が 140dB まで測定できる。
⑥ 　測定周波数は 200Hz～6300Hz 以上。
⑦ 　ひずみ率の測定ができる。
⑧ 　記録用紙があり，レスポンスを重ねて記録できる。
⑨ 　音響箱に蓋がある。
⑩ 　誘導コイルの特性測定ができる。

現在，取り扱われている測定装置は大部分がコンピュータ制御に

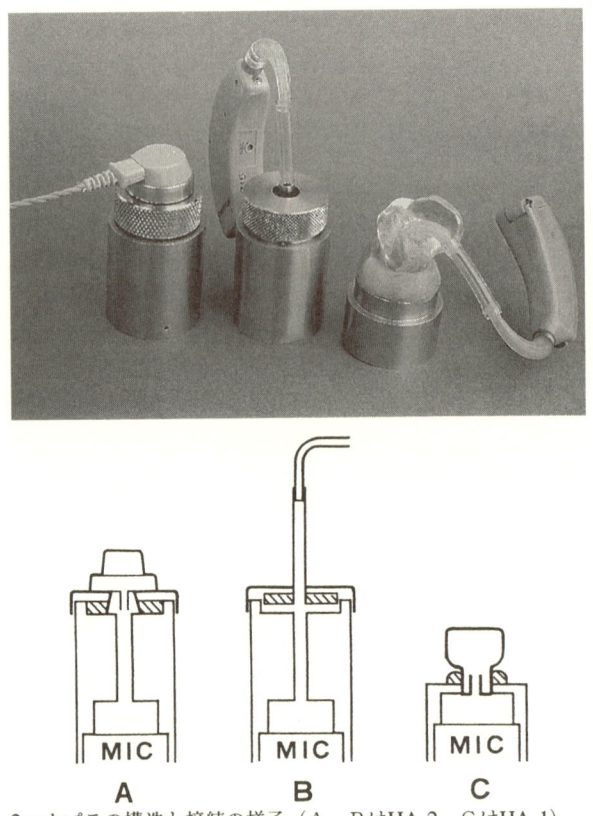

図35 2ccカプラの構造と接続の様子（A, BはHA-2, CはHA-1）

なっていて，オージオグラムを打ち込むといろいろのフィッティングルールに従った補聴器特性が表示されるようになっているので，それに従って補聴器を選定調整すればよいようになった。この特性はルールによって変わるので一つの目安である。

　自分でフィッティング方法を考えなくてよいことになるが，フィッティングの理論を知らないと再調整のときに困る。

　室内用の固定形は高価であるが，FONIX 6500（7000）には特

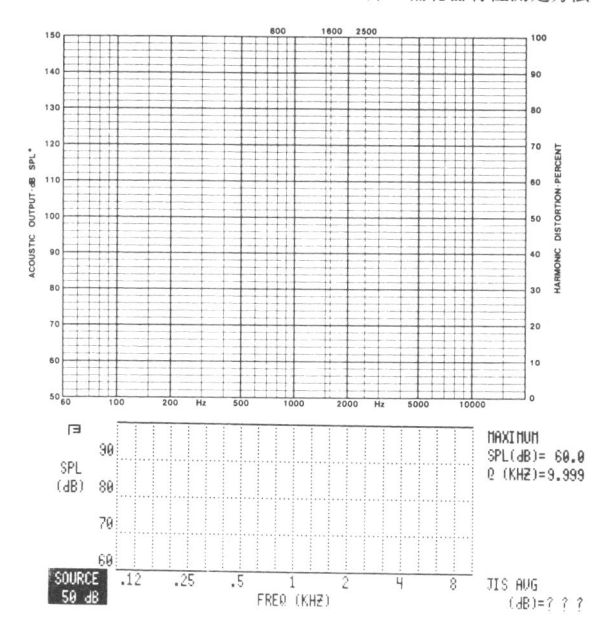

図36 補聴器特性記録紙2種

殊なコンポジットノイズがあり,リアルタイムで特性の変化がみられるので調整が短時間でできる。このノイズは携帯用のFONIX FP 40 にも備えられるが,ノイズリダクションを作動(18X)させないと正しい特性がみられない。

2．測定方法

補聴器の出力音の測定には,規定のマイクロホンと補聴器のイヤホンとを接続するカプラを使う。カプラは,一般に 2cc カプラを使う。カプラは補聴器の形の違いで3種類ある。カプラの構造は図35で断面の模式図を示した。いずれもマイクロホンの前に 2cc の空洞があるので 2cc カプラという。2cc は外耳道容積の代わりである。

箱形補聴器は外挿イヤホンを使うので図35Aのカプラを使う。これは 2cc の空洞から耳せんを模した3φ，18mm の音導ができていて，その先に外挿イヤホンのニップルをはめ込む。

耳掛形には図35Bのようにカプラの先に 3φ，25mmのチューブがあって，その先に耳掛形補聴器のフックを差込む。このチューブはフックと耳せんをつなぐ音導チューブの代わりである。

挿耳形，耳穴形補聴器，あるいは箱形，耳掛形補聴器にイヤモールドをつけて測るときは，イヤホン出口を直接 2cc の空洞に接着する。図35Cのようにイヤホン出口が直接外耳道に入るからである。日本人の外耳道容積は約 1.2cc なので，カプラの容積は大きすぎるが，外耳道容積は各個人で異なり，どのカプラを使っても個人には当てはまらないが，一つの基準となっている。JIS では擬似耳（ear simulator）を使うようになっている。

記録紙は出力音圧 50dB の長さと周波数10倍の長さを等しくするという規定があるが，紙の大きさの規定はない。紙幅の狭い器種ではレベルの大きさに従い，縦軸の数値を移動させている（図36）。

① 音圧較正

測定に先立って音圧較正を行なう。これはスピーカの音の強さを各周波数で等しい音圧にすることと，テストマイクロホンが正しく動作するようにするためである。較正の方法を次に述べる。

測定装置の電源を入れて数分後に始める。CAL にはスピーカの音圧を一定にするのに Regulation Mic（調整マイク）を使うが，Reg.Mic と Test Mic が別になっているものと，Test Mic で Reg.Mic を兼ねる場合がある。前者では Reg.Mic を Test Mic の前面に同じ高さで5mm以内に近付けて，スピーカの前面に指定の位置に置いて，CAL にセットしてからスタートボタンを押すと自動的に較正ができる。後者の場合は Test Mic を指定の位置に置くだけでスタートさせる。多くの場合，較正のための音圧は 90dB である。結果は記録紙をみて，出力音圧が，入力した音圧と各周波数で

±1dB 以内ならばよい。これより大きければ較正を繰返す。較正した後に電源スイッチを切らなければ，異常が無い限り再較正の必要はない。電源スイッチを入れた後には較正を行なうことが望ましい。

② 補聴器の JIS 規格

補聴器には工業規格として JIS がある。補聴器の場合，性能そのものの規定ではなく。形状とか測定方法，販売するときに表示する項目などが決められている。これらは，補聴器メーカーが販売するときに，製品を相互に比較することができるように決めたものである。

この JIS はフィッティングのときの規格ではないので，フィッティングのときに JIS の測定基準に従わねばならないということはない。フィッティングが行いやすいような測定方法でよいのである。フィッティングは測定結果が目的ではなく，聞きとりを良くする手段として測定するからである。補聴器の音圧測定は，従来から 2cc カプラが使われており，安定性がよく，再現性もよいとされている。2cc カプラで測定した値が，外耳道内の音圧と違うことは周知であり，これに関してはどのカプラについても同じである。外耳道内音圧は中耳振動系や外耳道容積に影響され，個人個人で違うので，個人の外耳道内音圧はどのカプラでも求めることはできない。ここでは一般的な 2cc カプラで測定するものとして述べる。

1．90dB 最大出力音圧レベル：基準の状態で，ボリウムを最大とし，入力音圧 90B に対する出力音圧レベルのことで $OSPL_{90}$ と書く。

表示には，① 90dB 最大出力音圧の周波数レスポンス，②代表値として 500Hz と 1600Hz の値，③最大のピークを示した値，が記されている。

この基準周波数の出力音圧レベルは ±5dB 以内の誤差が許されるが，最大のピーク値は表示値をこえてはならないことになってい

る。そのため，最大のピーク値は実測値より 5dB 位大きく書いてあるようである。

補聴器をこの状態で使うことはないが，聴器障害をおこすような出力音圧になるかを知ることができる。

$OSPL_{90}$の測定はJISの基準周波数レスポンスを求めるのに必要である。

2．最大音響利得：基準の状態でボリウムを最大にして，入力を 60dB とし，直線性のある範囲で測定した利得である。利得曲線は形としては基準周波数レスポンスと同じである。利得に入力音圧を加えれば出力音圧になるのであるが，最大音響利得では，入力音圧が大きくなると出力音圧が頭打ちになるので必ずしも出力音圧にならない。

3．利得調整器（ボリウム）の基準の位置：基準利得を決めるために必要になる。これは 1600Hz で入力 60dB のとき $OSPL_{90}$ から 15dB を引いた強さになる利得調整器の位置である。

4．基準利得：基準周波数レスポンスを求めるための利得である。1600Hz の $OSPL_{90}$ - 15dB - 60dB に相当する。

5．基準周波数レスポンス：基準利得で入力 60dB としたときの周波数レスポンス。

基準利得は $OSPL_{90}$ の数値が基準になるので，器種によって周波数レスポンスを求める利得が異なっている。従来のように利得を一定にしておくと，利得の小さい器種は測定できない。この方法によると，最大出力音圧が小さい補聴器は小さい利得でレスポンスが求められる。

しかし利得はボリウムで変るので，入力音圧に対し出力音圧に直線性があるボリウムの位置で測定すれば，全体の音圧は変っても，レスポンス曲線の形は同じである。

6．音質調整器：音質調整器を必要な音質の位置として，入力音圧 60dB に対する周波数レスポンスが出ている。入力音圧を大き

くしていくと，増加のレベルが周波数により平行しないので入力音圧が大きいときの出力レベルがあるとよい。

7．全高調波ひずみ：基準周波数レスポンスを求める状態として，入力音圧 70dB にしたときの 500，800，1600Hz の全高調波ひずみを示す。高音域出力の大きいものはひずみ率が大きい。ひずみ率が明瞭度にどう影響するか明らかでないが，少ないほうがよい。

ひずみ率ではどのようなひずみか明らかでないので，波形観察の必要がある。ひずみの測定は補聴器の故障の判別に役立つ。

8．周波数範囲：周波数レスポンスを測定する範囲を示したもので 200Hz～8000Hz である。2cc カプラでは 5000Hz までであったが，擬似耳になってから拡げられた。しかし記録紙が対数になっているので，5000Hz をこえる高音域では目盛が細かくなり，記録装置の問題もあって正確に読みとれない。

欧州系の補聴器の説明書には HAIC の周波数範囲が記されている。これは旧 JIS の周波数範囲と同じ意味のものである。HAIC では frequency respons curve の 1，1.6，2kHz の出力音圧レベルの平均値から 20dB 小さい線がこのカーブを横切る周波数の範囲をいう。

9．出力制限装置：JIS にはこの名称が3個所に出ているが規定は全くない。PC と AGC に大別されるのはわかるが，AGC にいろいろあるらしく，違った略名がつけられている。機能にどんな特徴があるのか明らかでない。メーカーに問合わせてみないとわからない。次にフィッティングに便利な測定方法を示す。

3．フィッティングのための測定
① 基準となる周波数レスポンス

この測定は，補聴器の正常状態の周波数レスポンスをみるのが目的である。JIS による基準周波数レスポンスは前に記したが，ここではフィッティングに便利のような方法とした。

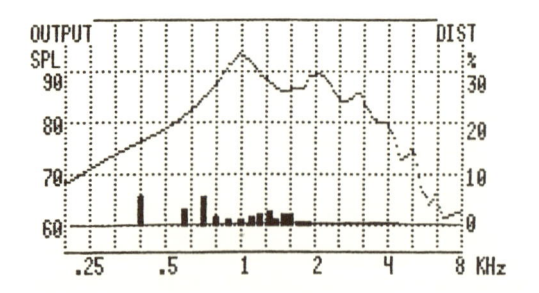

図37 利得は出力レベルと入力レベル 60dB との差

　調整器はすべて解除（記号をNに）してから，入力音圧を 70dB で入れたときに 1000Hz で 100dB になるようにして得られる出力音圧または利得を見る。これは JIS の補聴器の基準周波数レスポンス波形に等しいが出力音圧は異なる。この場合，入力音圧に対し出力音圧が直線的に等しく増加するという条件があり，この範囲ならば入力音圧が変わっても波形は変わらない。出力音圧の直線性は入力音圧とその時の補聴器の利得に関係する。すなわち，入力音圧が小さくて利得が大きくても，その逆でも，直線性の範囲は変わらない。JIS では入力音圧 60dB で測定することになっているが，60dB では周囲雑音が影響して波形が乱れることがあるので 70dB で測るほうがよい。会話音の強さがほぼ 70dB なのでフィッティングには都合がよい。入力音圧 70dB でも直線性があれば入力 60dB と波形は変わらない。

　筆者は入力 70dB として，1000Hz で 100dB になるようにして周波数レスポンスをみている。ただし耳穴形のように利得の小さい器種では利得を 20dB としている。この方法をフィッティングの基準としている。

　② 最大音響利得

　ボリウム最大にして，入力音圧に対して直線性がある利得の最大値。入力音圧 60dB で測定する。入力を増加すれば利得も増加す

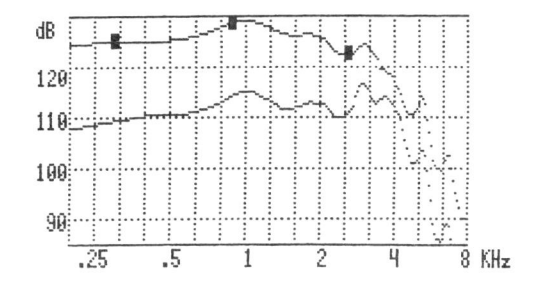

図38 基準周波数レスポンス(下)と最大出力音圧 OSPL$_{90}$

るが,ある入力レベルを超えると増幅が飽和して頭打ちとなり,利得は小さくなる。

　補聴器の利得はどのくらい音を強くしたかを dB で表わす。すなわち補聴器の入力音圧のレベルと出力音圧レベルの差である。補聴器の場合は周波数別に利得が変わる。図37は一例で入力音圧 60dB に対する出力音圧を示す。出力音圧から入力音圧 60dB を引いた値がその周波数での利得である。入力音圧が増加すれば出力音圧も等しく増加するが,入力音圧があるレベルを超えると出力音圧が増加しなくなる。これは増幅器の飽和のためである。入力と出力音圧の増加が等しい間がその補聴器の利得である。したがって入力音圧があるレベルを超えると見かけ上の利得は減少する。飽和のレベルはきまっているので,利得の大きい補聴器は僅かの入力で飽和レベルになる。利得が大きいから出力音圧が大きいということにはならない。

　利得は大きいほうが利用範囲が広いと思う人もいるが,遠くの小さい音を聞くのに,ボリウムをあげると,近くの音が大きくはいり,雑音のため聞くことはできない。補聴器は対話に使うのが原則であるから,高度難聴でも利得は 50dB くらいで十分である。ことばが 70dB の強さとすれば 50dB の利得で出力音圧は 120dB となる。その大きさが不快レベルに入るとすれば出力制限が必要となる。必

要な利得の大きさは聴力から考えて決めるべきである。

　③　最大出力音圧

　基準の周波数レスポンスを測った条件のまま，ボリウムを最大，入力音圧を 90dB として得られた音圧は，その補聴器の最大出力音圧にほぼ等しい。これを欧米では SSPL90，JIS では $OSPL_{90}$ という。

　最大出力音圧の波形を基準のレスポンスと比較すると，各周波数での音圧の増加は等しくない（図38）。波形をみるとピークやディップが少ないのは周波数によって飽和になるからである。そのためにひずみが大きい。また基準との音圧の差は低音で大きく高音で小さい。周波数が高くなると交流低抗が大きくなり電流が減るからで，低音より低いレベルで飽和状態になるからである。

　最大出力音圧が 125dB を超えると聴覚障害を生じる危険があるので，出力制限をつけることになっている。125dB を超える補聴器は，身体障害者福祉法による強力形で高度難聴用である。

　90dB 最大出力音圧の表示は，代表値として 500Hz と 1600Hz，またピーク値は 90dB 周波数レスポンスの最高値である。

　④　音質調整

　音質調整基準の音質はNまたは全で，高域強調はHまたは高，低域強調はLまたは低となっている。その切替えはスイッチで固定のものとボリウムで可変のものがある。高域強調といっても高域を増強するのでなく，低域を低下させて比較的な高域強調になっている。したがって真に高域を強調するにはHにしてからボリウムをあげるようにする。低域強調はこれと逆に高域を低下させている（図39）。

　高域や低域を低下させ始める周波数は，器種により一定していないが 1000Hz から 1600Hz が多い。音圧の低下はオクターブ毎に 6dB とか 12dB が多いが，中には低域で 20dB というのもある。また音圧低下開始の周波数を変えたり，入力音圧の強さでその周波数を自動的に動かすという器種もある。低音域の制限は周囲雑音を

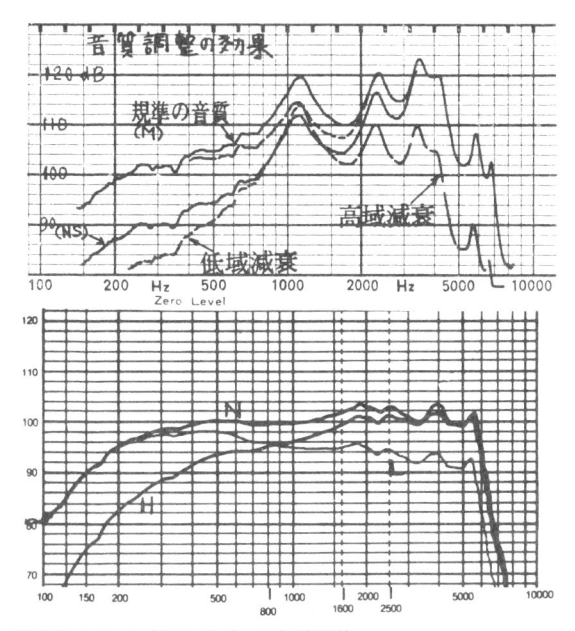

図39 耳掛形（上）と箱形（下）の音質調整

小さくする目的であるが，固定でも自動でも効果は変わらないようである。

　音質調整を高音域と低音域に分け別々に調整できるもの，またひとつのボリウムで両端を高と低にした器種もある。

　中等度軽度難聴用のものではHだけのことが多い。機能はHであるがSまたはNSとして電源スイッチと共有のものもある。また一つのトリマーでN・Hとなっているものもあるが少ない。私が設計製作した補聴器で，ボリウムを回すと 1000Hz を中心にして高音と低音とがシーソー様に強弱する特殊な器種である（図40下）。トリマーでなく，ボリウムになっているので自分で聞きながら調整できる。この器種では基準の周波数レスポンスが決めにくく，HとLの2つになるのかもしれない。HとNの間が調整範囲である。

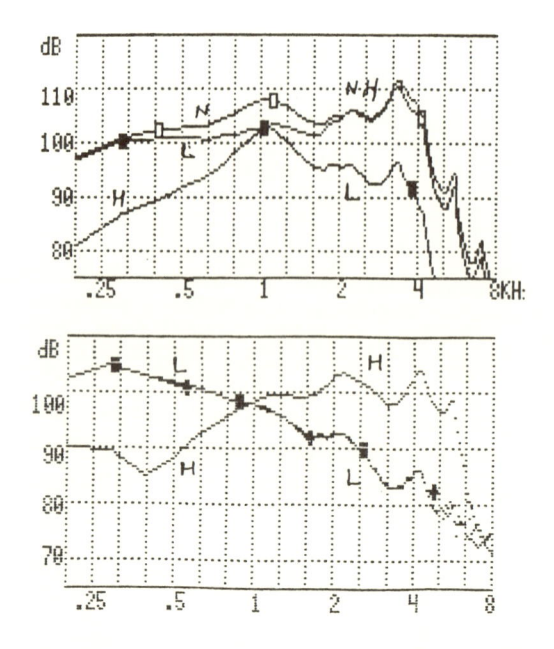

図40 音質調整効果の一例（上）HとLは別々のトリマーで，Hは低音を，Lは高音を下げる。
下，大和田法のHとL。

普通の補聴器では基準の状態Nにしておいて，H調整あるいはL調整を最大にしてレスポンスをみると，Nとの間が調整範囲になる。トリマーでなく固定の場合は調整範囲は変えられない。低下させるレベルは器種により異なる。

耳穴形では多くの場合 3000Hz のピークがあるが，やまかしさが関係するのでこの周波数を変えたい。また高音急墜の場合には，明瞭さを良くするのにどの周波数にピークを持たせるか迷うことが多い。このときにトリマーでピークを移動できるピークシフト形の補聴器がある。ピークシフトの周波数は 2500Hz から 1000Hz くらいであるが，中間の 1600Hz くらいではピークが著明でなく，

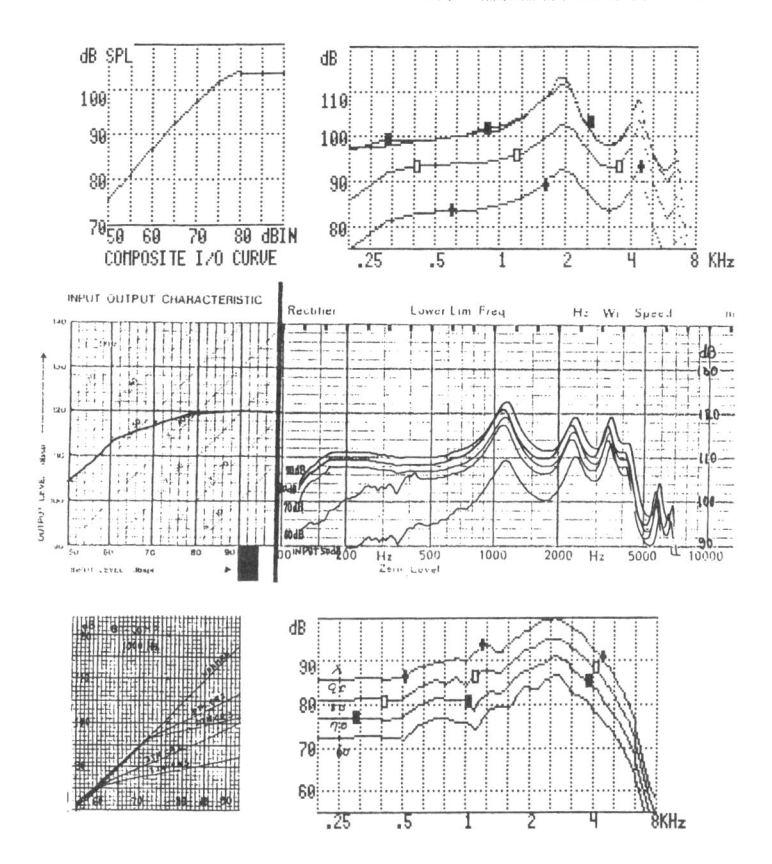

図41 Ｉ／Ｏ（1000Hz，左）と周波数レスポンス
　　　（上：ＰＣ，中：ＡＧＣ，下：ｃｏｍｐ）

なだらかな丘形になる。ピークを高い周波数にすれば低音が低下，低くすれば高音が低下する。

⑤　音量調整と出力音圧調整

　音量調整はJISでは利得調整であるが，音の大きさを調整するので音量調整である。普通は指で回すボリウムであるが，その他に

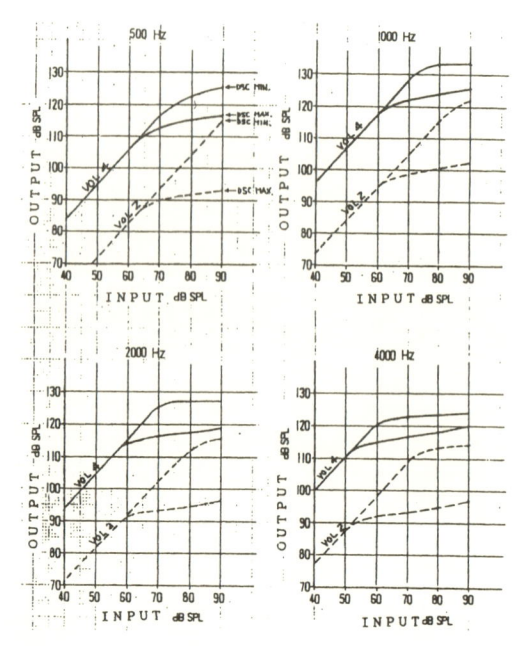

図42 input compression

トリマーで調節することができる2段階のものがある。トリマーでおよそ使用されるレベルにしておいて，指で回すレベルの範囲を狭くして微調整するという考えである。したがって指で回す変化範囲は 20～30dB と小さくしてある。ボリウム操作をしなくてよいようにするためにあるレベルで固定するもの，またデジタルでリモートコントロール，または自動音量調整などが試みられ，便利のようだが，使用者によるとやはり不便で，自分で調整できるものがよいという人が多い。ボリウムは練習して自分で調整できるようにするのがよさそうである。

⑥　非直線増幅（出力音圧調整）

出力制限には PC と AGC がある。

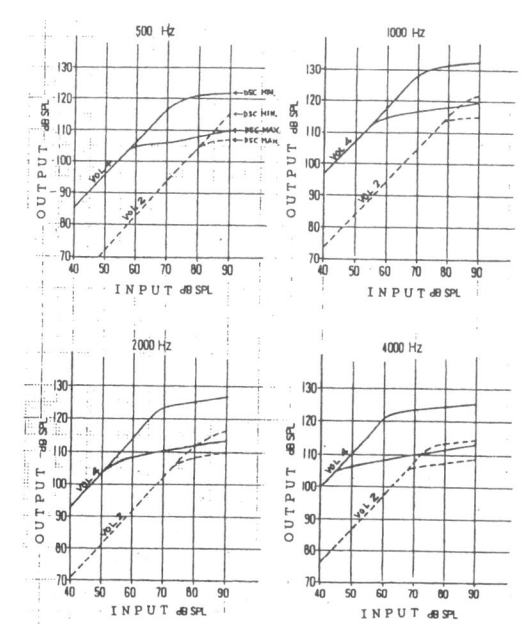

図43 output compression

　PC は peak clipping，AGC は automatic gain control の略字である。補聴器の AGC は入力レベルに対し単に利得を変えるのではなく compression（圧縮）のことが多い。

　PC は周波数レスポンスで表れた周波数のピークを切取るのではなく，全周波数のレベルを一様に下げるので，制限されたレベルは周波数で変わる。強力形補聴器に PC を作動させると標準形補聴器と似た出力となる。しかし，制御がかかるまでの出力レベル増加は変わらないので，ボリウムを少しあげると音は急に大きくなる。PC の目的は聴器障害の予防である。身体障害者福祉法では最大出力が 125dB をこえる場合は出力制限を付けることになっている。最大出力が小さければ制限はいらないので，聴覚の状態にふさわし

い出力の補聴器を選ぶのが正しい。

　AGC が PC と違うのは制限のレベルをこえると，出力音の増加が入力音の増加より小さく増加して最大出力に達する。PC のように制限したレベル以上にならないということではない。図41に PC と AGC の入出力曲線（I/O）を示した。図の横軸は入力音圧，縦軸は出力音圧である。リニヤ増幅（直線増幅）のときは入力音と出力音が平行なので 45°の傾斜になる。I/O は一周波数を示すので他の周波数では出力レベルが変わる。

　出力制限が始まるレベルを knee point という。制限後は周波数レスポンスの形は変わらないで，入力音圧より小さいレベルで増加する。compression（圧縮）では I/O の knee point をこえると 45°より小さい角度で増加する。入力音が 10dB 増加したとき出力音が 5dB 増加すれば圧縮比 0.5あるいは2という。

　compr. には2つ方法がある。input comp. と output comp. である。input compr. では入力音圧が指定したレベルを超えると音の増幅が入力音より小さく増幅するので I/O 曲線の傾斜角度が 45°より小さくなる。output compr. では出力側で制限される。どちらも飽和レベルまで増大する。両者の出力状態を図42，43に示した。現在は input compr. が多い。

　I/O は一周波数で表されるので knee point は明確であるが，全周波数の状態はわからない。全周波数をみるのには次のようにするとわかる。

　ボリウムを3くらいにして，入力音圧を 60，70，80，90dB と増加してその都度レスポンス曲線を4本重ねてみる。制限のレベル以下では 10dB ずつ増大するが，制限のレベルをこえると線の間隔が狭くなる。この出力状態は図41に示した。

　compr. の目的は感音難聴の場合，域値は上昇するが最大となる音のレベルはあまり変わらないので，聞こえの大きさの範囲，ダイナミックレンジ（DR とする）が狭くなる。入力となることばの D

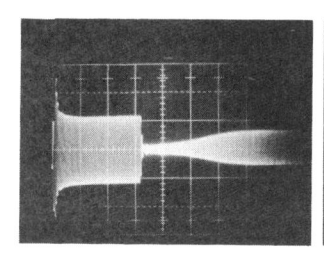

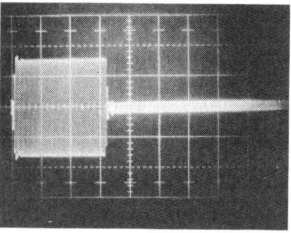

図44 AGC（左）とPC

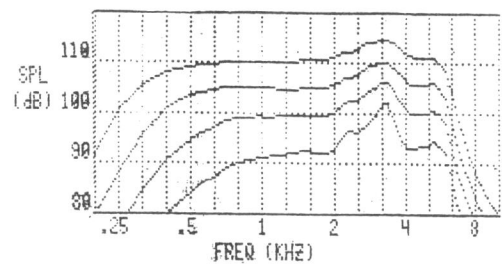

図45 Kアンプ。3000Hz に comp.

R は広いので音の情報が全部入らない。そこで入力の DR を圧縮して難聴の DR の中に押し込めるという考えである。しかし聴覚の DR は周波数別に変るので，全周波数を各々 DR の中に入れることができない。また，異常聴覚のラウドネスが周波数によって変わるし，快適レベルも異なるだろうから，デジタルにしてもそれらの状態には対処できない。致し方なく聞こえの周波数を 2～3 のチャンネルに分けて，その範囲の DR を聴覚に合わせることが行われている。すなわちチャンネル毎に knee point のレベルを設定する。この方法でことばの明瞭さが良くなるとは考え難いが，うるささは減少するといわれる。

　PC，AGC 共に出力音圧の状態が異なるだけでなく，次のような違いがある。PC は出力音圧を頭打ちにするので制限が作動する時間は極めて短く，瞬時圧縮といわれるが，制限レベルに近付くと波

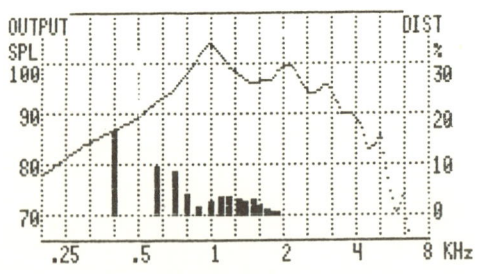

図46 ひずみ率。バーの長さを右の%で見る。

形ひずみがある。AGCでは出力制限による波形ひずみはないが音圧でひずみがあり，音の入力から出力制限が起るまでの間に時間遅れ（attac time）が生じ，また音が停止した後に制限が解除されるまでの間に遅れ（recovery time, release time）がある（図44）。これは時間設定することができるが，設定時間に決まった考えはない。設定の方法によっては話の間に雑音が入ったり，話がふわふわして聞きにくい。recovery time を長くすれば良いが，音の消滅後も利得が小さくて小さい音が聞こえない。その他にマルチフォーカス，Kアンプ（図45）がある。

⑦ ひずみ率

補聴器のマイクロホンと増幅器からのひずみは，入力オーバーでない限り極めて小さいが，イヤホンの振動板の共振でひずみは多くなる。イヤホンの出力を小さくすればひずみは減少する。

ひずみとは純音を入力したとき，純音以外の周波数が含まれることをいうが，それらは入力音の整数倍が主なので高調波ひずみという。

ひずみの測定は全高調波ひずみを測定し%で表わす。このひずみ率は入力した純音のレベルを，出力音レベルから引いた残りのレベルとの比率である。波形をみると入力音は正弦波形でも出力音の波形は変わっているが，5％以下では殆どわからない。

ひずみには高い周波数が多いので，高音出力の大きい補聴器はひ

ずみが多く出る。高音域が出ないとひずみ率は小さくなる。

　全高調波ひずみの測定は，JIS では基準の状態で利得調整器を基準の位置とし入力音圧 70dB のときの 500，800，1600Hz について測るが，多くの測定装置では 200〜1600Hz まで周波数レスポンスの図と共に表示されることが多い（図46）。

　基準の利得調整器の位置とは前に述べたが JIS によると，基準の状態で 1600Hz の 90dB 最大出力音圧より 15dB 小さい音圧と，入力 60dB のとき 1600Hz の出力音圧レベルが等しくなるような調整器の位置である。

　ひずみ率がどの位になれば聞きとり明瞭さが低下するかは，難聴の程度や個人差で変わるので明確でないが，ひずみは小さい程よいと言われる。私は使用状態の補聴器の入力を 80dB でひずみ率10％以下を目安としているが，これより大きくても明瞭度のよい補聴器がある。ひずみ率についての規定は測定方法だけで，その他はない。ひずみ率が非常に大きいときはどこかの故障が考えられる。

10節　補聴器の測定

1．補聴器を選ぶときに重要視する個所

説明書には擬似耳と 2cc カプラ特性が出ているが，2cc カプラによるものとする。

① 基準の周波数レスポンスを見る。耳掛形ではダンパフックを使って 1000Hz 近くのピークを低下させておく。

4000Hz に注目し，1000Hz の出力音圧とどの位の差があるか。これは等しいか 4000Hz が強いほうがよい。また最高のピークが 4000Hz 付近かそれ以上のものが使用範囲が広い。

② 音質調整はスイッチか，ボリウム可変か，また制限できる最大値はどの位か。

高音域調整はうるささの軽減であるからボリウムは連続可変がよく，低音域調整は周囲騒音の抑制であるから，急に作動させたいことがあるのでスイッチが手早くできてよい。低下の程度は 12dB／oct. くらいがよい。

③ 電源スイッチ。レバー形のものが使い易い。電池ボックスを開けるものは操作しにくいこともあり，ボリウムを絞りきった処で断になるものは，急にスイッチを切りたいときに困る。周囲が強大音になったときは外す方が早い。

④ 出力音圧。ピーク値は耳の障害の可能性をみるためのもので，ことばを判断する有効レベルは周波数レスポンスのディップの底を結んだレベルと考える。ピーク値を不快レベル以下にすると，有効レベルが低下することを考えねばならない。したがってピークはないほうがよいことになる。

⑤ 出力制限装置。PC，AGC があるが，聴覚をみて制限をしなくてもよい最大出力レベルの器種がよい。

⑥ 誘導コイル。最近では電話にはあまり有効でない。主にルー

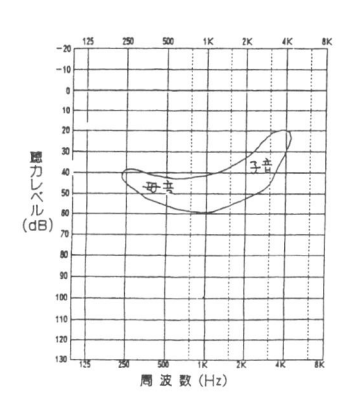

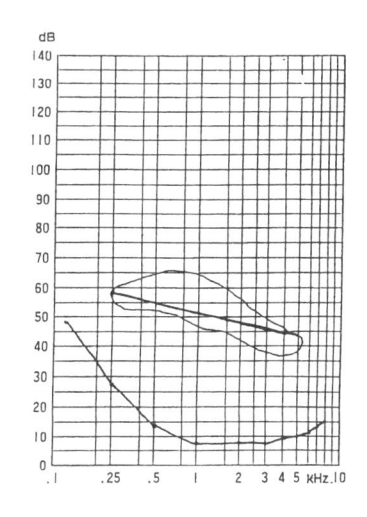

図47 スピーチバナナ

プを張った教室や講演会場でＳＮ改善のために使われる。テレビを聞くのにループを張って使えるが，テレビの場合は直接イヤホンで聞いてよいことがある。

2．入力となることばの周波数と強さ

補聴器は会話がわからなければ役に立たない。日本語は単音節の集まりでできている。単音節は母音と子音からなり，先行子音と後続母音がある。母音と子音とでは周波数，強さ，持続時間が各々異なっている。声帯振動は話声の高さで，男性でおよそ120Hz，女性で250Hzであり聴覚的には低音に入る。ことばは声帯振動から出た音が，口腔の舌，歯牙，口唇で変調された結果できるので，声の高さの他に3000Hz以上の高音が多い。

ことばの周波数と強さを大まかに表す speech banana というのがある。図47はそれをオージオグラムと SPL グラムに書き入れたものである。これを見ると母音の周波数は低音にあり，子音は比較

的高い。また強さは高音の子音部に比し低音が強い。この図ではわからないが、音の持続時間をみると、母音で約 100msec、子音では 5msec くらいである。持続時間が短いと域値が上昇するので子音は聞きにくい。母音の中でも /イ/ はホルマント周波数が高域にあり、音が小さいのでやはり聞きにくい。

さらに感音難聴では、周波数分解能や時間分解能が低下しているので音の弁別がよくない。高音域の低下に加えて内耳ひずみもあるので子音の弁別がよくない。一方、低音域は高音に比し聞こえがよいので、声の音はわかるが話の内容がわからないといわれる。しかし低音域でもことばの弁別に関与しているので、1000Hz 以下の残聴だけでもことばを理解することができる。静かな場所で補聴器を使うときは低音域は制限しないほうがよいことが多い。

現在の補聴器で補えるのは音の強さだけで、内耳ひずみの改善や分解能を向上させることができない。軽度難聴でない限り、ことばの明瞭さを正常に近くすることは難しいが、会話はわかるようにすることはできる。形と特徴を表3に示した（64頁）。

3．補聴器
① 箱形補聴器

普通に特性をみるのには、すべての調整をNにして補聴器のマイクロホン入口を測定装置の指定の位置に置き、入力音圧 70dB として 1000Hz で 100dB の出力音圧になるようにボリウムを指定の位置のまま回してから、スタートボタンを押してレスポンスを取る。200Hz～6300Hz 以上の曲線が得られることがこれは基準のレスポンスとみてよい。最大出力音圧はボリウム最大で入力 90dB とすることは前に述べた。

フィッティングのときは目的とする周波数を固定して希望する音圧になるようにボリウムを回す。その後周波数を移動して、他の周波数の音圧をみて望ましい音圧になるように調整装置を動かす。

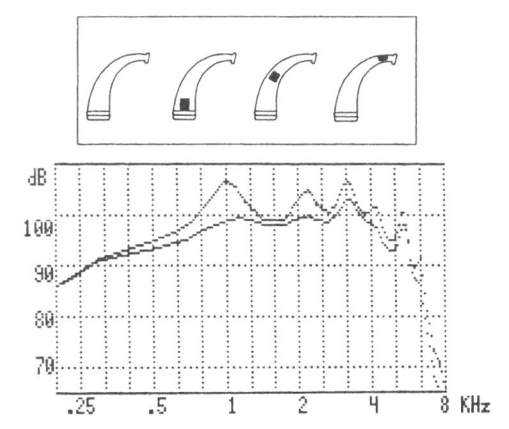

図48 ダンパフックと機能

　箱形補聴器は外挿イヤホンを使うので，使用するイヤホンの特性でレスポンスカーブが変わる。イヤホンには3種類でP，N，Wがあることは前に述べた。Wは wide で3種の中では高域までの帯域が広く，5000Hz をこえる場合もあるが，特性の状態は補聴器本体の回路に影響されるので測定してみないとわからない。どのイヤホンを選ぶかは聴覚障害の状態によって決める。周波数帯域は広いほうが使い易い。W型は他に比し音がやわらかいので，物足りないという人も居るが，明瞭さは良い筈である。補聴器販売店ではN型をつけるのが通例なので，明瞭さがよくないときはW型に変えると良いことが多い。必要に応じて使い分ける。

　② 耳掛形補聴器

　耳掛形補聴器にはフック，導音チューブ，エルボがあり，その先に耳せんがついている。補聴器はフックを含めて本体という。特性の測定はフックから導音チューブを外して，フックの先をカプラについているチューブに差し込む。必要な周波数で求める音圧になるように，補聴器のマイクロホンを指定の位置にしたままボリウムを回す。音響箱のフタを閉めると音圧が変わるのでボリウムを調整し，

閉めたときに求める音圧になるようにする。基準のレスポンスの求め方は箱形と同じである。音質調整については前に述べたが，調整変化範囲を知って調整を行なう。

耳掛形補聴器に使われているノーマルフックでは，チューブの共鳴で出力音にピークとディップを生じ易い。特に 1000Hz 近くで 10dB のピークが出ることがある。特性を測定してみるとかわる。このピークは聞こえの邪魔になるので除くとよい。ノーマルフックはフックをよく見るとフックの中には何も入っていない。

このピークはダンパフックで除くことができる（図48）。ダンパフックはフックに当る光の方向を変えてみると途中に小さな金属や色のついた栓が入っている。その位置は根元，中央，末端などにあり決まっていない。フィルタの種類や位置の違いでピークの周波数を変えたり，音響抵抗でピークのレベルを下げることができる。メーカーによって異なるが，ノーマルフックに入れることができるフィルタもある。音響抵抗も5種類くらい用意されている。低いとピークのレベル低下は小さく，高いとレベルを下げて平坦にすることもできる。必要に応じて低下のレベルを考えるのにフィルタを選ぶが，実際にどの程度下がったかは測定してみないとわからない。

耳掛形補聴器の周波数レスポンスを見ると高音に強く低音は弱いのが一般である。したがって伝音難聴では特に器種を選ばないと使えない。伝音難聴では低音出力を大きく，高音出力を小さく制限するようにしないと，よい聞きとりができない。耳掛形はマイクロホンが外耳道に近いのと高音が強いのでハウリングを生じやすい。外耳道に合った耳せんを選ぶようにする。

箱形補聴器ではハウリングを生ずることは少ないが，耳掛形では起こり易い。外耳道の大きさを見て耳せんをきめる。外耳道に密着すればハウリングは止まるが，自分の声がこもる。耳せんを小さくすればこもりは減る。それでハウリングが無ければよいが外れ易くもなる。耳せんをピッタリ合わせて声がこもるときは，傘形耳せん

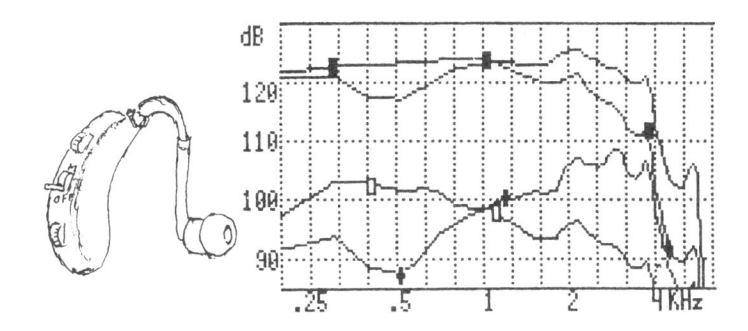

図49 ルピナ。H＋，L０の特性図とルピナ。
下の２曲線は入力60dB，上は入力90dBの出力特性。

の基部にポンチで孔をあけて，外耳道と通じさせれば音のこもりは減る。

　傘形耳せんの代わりに膨張する材料を使う方法がある。外耳道に入れる前に指でつまんで入れると次第に膨らんでハウリングは止まる。この耳せんは以前からあったが，最近になり材質が検討され，硬さや膨らみの速さから耳せんに使われる。イヤモールドより柔らかいので違和感が無く，形取りの必要がない。外挿イヤホン，耳掛形，挿耳形に使われている。

　耳掛形では装着だけでなく，耳につけたままでボリウムなどの操作に習熟するように心掛けなければ上手に使えない。

　音質調整と出力音圧調整の測定方法は箱形と同じである。私が製作した箱形補聴器と同じ機能を持つ耳掛形補聴器がある（図49），聞きながら自分で音質調整できるので，周囲雑音下での聞きとりを改善することができる。箱形では音質調整は補聴器の横面にあるので，ボリウムと離れていて操作しやすいが，耳掛形では背面にボリウムとスイッチ，音質調整のダイヤルが上下に並んでいるので操作に練習がいる。この補聴器では補聴器を抑えたまま人さし指でボリウムを，親指で下方の音質調整を動かすと調整ができる。

③ 耳穴形補聴器

耳穴形の補聴器は尖端は外耳道に入るが,外面はフェイスプレートといって操作部はこの面についている。ボリウムはあるが調整装置はない器種もある。ボリウムは見ればわかるが目盛りはない。電源スイッチを兼ねていることが多い。調整装置には記号もないので何の調整かは聞いてみて判断する。

測定は HA-1 のカプラを使う。2cc の空洞の上面の孔にゴム粘土で固定する。イヤホンの出口だけが出るように,溝のないように固めて,マイクロホンの側から覗いて,イヤホンの出口が孔の中央に,面と平らになるようによく見て固定する。ベントホールは塞ぐことになる。カプラをつけて,マイクロホン入口が Reg.Mic と向い合う位置に置く,テストマイクロホンが調整を兼ねる場合は指定の位置に置けばよい。

基準のレスポンスは基準利得の位置がわからないので,ボリウムを最大にして入力音圧 60dB で得た結果が基準のレスポンスとみてよい。調整用トリマーがある場合は左と右いっぱいに回して各々特性を見比べて判断する。調整トリマーが2個ある場合は4回測ることになる。音質か出力調整かが聞いてわからなければ,入力音圧を変えて測ってみる。

音質調整はHのことが多く,Lは極めて少ない。また最大出力音圧が 110dB 以下でも PC がついていることが多い。

最大出力音圧調整に AGC コンプレッションがあり,最近ではKアンプがある。これらは入力音圧を順次増加して並べて記録すると,増加に従って利得が小さくなることがわかる。

耳穴形補聴器は外からわからないので格好を気にする人の希望が多い。耳穴形補聴器は静かで話がわかるといわれる。その理由は利得が小さいことにある。従来のアナログ補聴器でも利得が小さければ同じ様に静かで話がわかる。一般の補聴器は使用範囲を広くするために利得を大きくしている。利得が大きいとボリウムを少し大き

くしたとき周囲の音が大きく入り，うるさくなる。

　耳穴形は形が小さいので出力音圧を強くできない。最近では 120 dB の強力な器種もあるが，ハウリングのために十分な出力が得られない。また形が小さいので着脱だけでなく，ボリウム操作も難しいので高齢者には向かない。ボリウム操作をリモコンで行なう耳穴形もある。しかしリモコン操作をしていれば補聴器を使っていることがわかるのでむしろ目立つ。ボリウムを自動的に行なう器種は補聴器を装着しただけでよいわけであるが，思うように調整してくれないので手動がよいという声もある。

　耳穴形をさらに小さくして，外耳道の中に全部入る CIC（Compact in the Canal）ができている。

　これは，補聴器本体が外耳道に入るので外からは見えないが，ボリウム操作はできない。手でつまめないので着脱用のヒモがついている。外耳道に入るので出力音圧は小さく，第 2 屈曲部の奥に入れると，音のこもりが無く出力音圧も小さくてよいというが，日本人は外耳道が狭いので傷つけ易く，無理に使わないほうがよい。CIC は耳形をとるが，鼓膜近くまでの形をとるので危険が伴うし，外耳道が細かったり強く曲がっていると作れない。日本での CIC は耳穴形より少し外耳道に入る程度の大きさである。

　オーダーメイドの耳穴形を販売店が薦める理由は，利用者のニーズもあるが，利益が大きいのとフィッティングを考えなくてもよいので，手数もかからないこともあろう。耳形をとりオージオグラムを送れば補聴器ができてくるので，使用方法の説明をするだけである。そのままで使用者が満足すれば終わるが，何かの不具合の訴えにどうするか困るに違いない。親切に説明して慣れるように納得させることが多い。耳穴形が高価であるだけに不評にもつながる。

　④　クロス形補聴器

　一耳が高度難聴でも，反対耳が正常ならば日常生活に著しい支障はない。正面からの会話はよいが，難聴側からの話はわかりにくい。

この解決にクロス形の補聴器を使うが、わが国ではあまり使われていない。方法としては難聴耳側にマイクロホンを置き、増幅して良聴耳で聞くのである。普通に行われているのはメガネを使って、難聴側のマイクロホン出力をメガネのツルに装置した増幅器を通し、チューブを良聴耳の外耳道に入れる、チューブを曲げて入れれば反対側の音も入るし、良聴耳にも音が入るのでどちらの耳側の会話も聞こえる。外耳道に入れるチューブが不安定ならばチューブを固定するだけのイヤモールドを作り外耳道は開放しておく。また多少格好はよくないが、難聴側に普通の耳掛形補聴器を着けてフックに長いビニールチューブをつけ、頭の後ろに回して健聴耳に固定したチューブで聞く。これはメガネを使うより安価である。

⑤ デジタル補聴器

耳掛形と耳穴形がある。デジタルで、あるいはコンピュータがあなたの聴力に正確に合わせますという宣伝文があるが、デジタルは処理方法である。話しことばがわかるように音の与え方を考えるのは、機械ではなく技術者である。合わせるといっても考え方はアナログと同じで特に新しくはない。小さく不明瞭な音をどのように大きく聞かせるかに限られている。

デジタル補聴器にもいろいろあり、アナログの補聴器をデジタルでコントロールするもの、増幅回路をデジタル化したものもある。また記憶回線を使っていくつかの特性をリモコンを使って聞き分けることもできるが、難聴が個人で異なるので期待した効果が得られていない。

一般にデジタルというと精密で最高の技術だから何でもできると考え、補聴器でも最も良いと信ずる人が多い。その理由にデジタル放送やデジタル録音を聞くと、音がきれいで雑音が無いので補聴器でもデジタルなら同じように良いと考え、販売店でもそのように説明して薦めるが、これは誤りである。

放送や録音は音のない無響室で行なわれるので、雑音としてはマ

イクロホン，増幅器，録音方法などである。この雑音はことばと違って変化の少ない一定の雑音であるから，ことばと分けて消去できるので，ことばだけが聞こえる。また音を再生するスピーカやヘッドホンの特性も良く，音質の良い音が聞ける。またこれを聞くのは聴覚正常者である。

　感音難聴では内耳の細胞でひずみが加わるので，きれいな音を聞かせても濁った音になる。さらに補聴器を使う場所が雑音の多い中なので，防音室とは全く違う周囲雑音がやかましさと共にことばの聞きとりが著しく低下する。この周囲雑音はデジタル技術でも除くことはできないし，制御するとことばの明瞭さが低下する。これはアナログでも同じで，ボリウムを下げるか，高音域を低下させればやかましさは減る。補聴器での音質の劣化の最大の原因はイヤホンであるが，現在のところ致し方ない。

　デジタル補聴器といっても本質的にはアナログと変わらない。どちらも音の大きさを変えるだけである。最近の傾向はデジタル補聴器が主流のようである。デジタル補聴器はアナログより製作が簡単なのも理由の一つであろう。それはＩＣチップができたからだが，機能に合ったプログラムを組むのは容易ではない。またできた後に機能を変えるのは難しい。

　現在デジタル補聴器には次のようなことができる。

　多チャンネル出力調整，非直線増幅，雑音制御，ハウリング防止，指向性，周波数圧縮などだが，大部分はアナログでも行われていた。精度が向上したといえる。

　デジタルの利点は多くの調整が微細にできて小形になることであろう。しかし現在では微細な調整と聞きとりとの関係が明らかでない。この解決には病的聴覚の現象を解明する測定方法を発見することが最も重要で，その異常現象を補うデジタル処理を考えれば，病的聴覚の改善ができて，デジタル補聴器の真価を発揮することができるだろう。

デジタル補聴器の特性測定は，現在では普通の補聴器と同じである。デジタルの特異な性能は測定できないといわれる。

デジタル補聴器で従来と違った機能として2，3紹介する。

①ハウリング防止：ハウリングは補聴器を使うときの悩ましい問題である。ハウリングを生じ始めるときに直ちにこれを抑える機能を持っている。出力を増加してハウリングを起こすレベルを10dBくらい強くすることができる。

②周波数圧縮補聴器：感音難聴では高音域の低下が大きく，ことばの聞きとりがよくない。このとき高音域の周波数を圧縮して聞こえる周波数に移し，高音域の情報が入るようにする方法である。高域を低域に移すと母音のホルマントの間に音が入るので，それは雑音として感じる。しかしその音は高音域の情報なので，聞きとり訓練によってことばの聞きとりに使うことができるようになる。人工内耳でも聞こえる音は雑音に近い周波数の音であるが，訓練で会話ができるようになる。

③周囲雑音の抑制：デジタル処理で周囲雑音を制御するいくつかの方法がある。どの方法でもことばの明瞭さは低下するが，やかましさが減るので聞きやすくなる。この方法はアナログでも行われるが，デジタルではアナログでできない方法も使われる。しかし周囲雑音がことばに類似しているときは除去することができない。雑音のレベル変化が少ないときはそれを感知して制御することができる。

11節　フィッティング

　まず適応から考える。聴覚測定値の如何にかかわらず，聞こえに不自由を感じた人には補聴を考え補聴器の適応とする。軽度と高度難聴ではフィッティングは難しい。軽度では補聴器が無くても話がわかるし，高度では思ったように話がわからない。どちらにしても正常にはならないので，そのことを理解されるように説明するとよい。

　難聴になると，ことばがはっきり聞きとれないだけでなく，少し離れるとわからない。周囲に音があると話はわかりにくい，早口だとわからない，などは感音難聴の症状であるが，これらは補聴器を使っても改善されないことが多い。まず，使われないより「良い程度」から始め，可能な限り異和感がなく話がわかるように補聴器を選び調整するように努める。

　補聴器のフィッティングは，補聴器を使って快適に話がわかるようにするために，望ましい特性を決めることである。これは原則と考える。補聴器は使用場所の環境音で聞きとりが変わるので，それに応じて特性を変えることが多いからである。

　補聴は HTL に対して周波数別にほぼ等しい補聴のレベル（利得）にすることが行なわれている。ただし，入力となることばの性質を考えて，低音は小さく高音は強くするのが普通である。

　現在欧米ではオージオグラムの HTL を基準にして，補聴に必要な利得を音場での挿入利得に合わせている。

1．フィッティングの変遷

　欧米での補聴器のフィッティングの研究は，1940年代から行われていた。初期の頃は科学的方法でなかったが，Carhart が1946年に比較選択の方法を発表してからフィッティング方法が急速に進展

した。

　比較選択法ともいうべき方法は，補聴器を種々の状態にして聞きくらべるので，直接法ともいわれた。これは実際的であるが，比較する補聴器の数も限られ，膨大な時間を要するので実用にならない。そこで多くの補聴器の代わりに，市販の補聴器の特性を備えた増幅器をマスター補聴器として使い，難聴者に聞かせて最もよい特性に調整を行い，それに該当する補聴器を探すという方法が行われた。しかし電気的特性が等しくても必ずしも同じ効果を表さないという批判もでてきた。また単にいくつかを聞きくらべるのでは判断ができにくいので，一対比較法もとられた。これは各々の補聴器を通してことばを録音しておき，交互に聞かせ，どちらが良いかを判定させる方法である。これは録音による異なった因子を含むことになり，実際の装用時を再現することにならない。

　1945年頃からは選択増幅の考えが拡がった。この方法はふたつの方法に大別される。ひとつは難聴者に補聴器を装用して測定するのでなく，HTL，MCL，LDL などを測定して，補聴器の特性が最も適合すると思われる選択をする。また他のひとつは1970年近くなってからであるが，補聴器を通して測定はするが，スピーチなどでなく，バンドノイズやワーブルトーンを使って，スピーチスペクトルが，難聴者のダイナミックレンジに入るようにする方法である。前者は処方的方法であり，ハーフゲインなどはこの中に入る。後者は装用評価方法である。これは評価を兼ねている。

　選択増幅が拡まってきた頃，1947年にハーバード・リポートとして Davis らが提唱した nonselective の固定レスポンスによる方法がある。難聴者個々に補聴器を選択するのでなく，経験的に最も良い電気的特性をきめておいて，それを装用させる方法である。例えばオクターブにつき 6dB ずつ増強するようなレスポンスを持つ補聴器は多くの例に有効とされたが，これは選択法の結果得られた特性の中にかなりの一致をみるので，第一選択としてよいのではな

```
                    ┌─ 比較
                    ├─ 調整
         ┌─ 比較選択 ┼─ マスター補聴器
         │          └─ 録音比較
         │                      ┌─ 域値
  ┌─ 選択法          ┌─ 処方 ───┼─ ＭＣＬ
  │      │          │           └─ ＬＤＬ
  │      └─ 規定選択 ┤           ┌─ 域値
  │                 └─ 装用試行 ─┼─ ＭＣＬ
  │                              └─ ダイナミックレンジ
  └─ 非選択法
```

図50 フィッティングの分類図

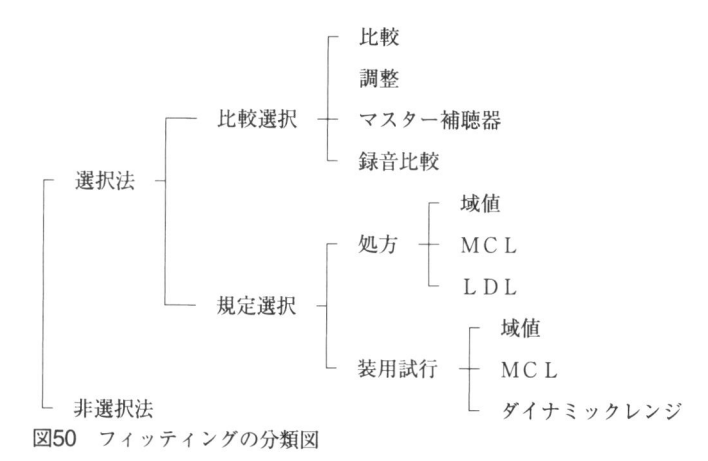

いかといわれる。しかし聴力の損失とそれに最適の補聴器特性があるはずであると考えられ，固定レスポンス法はあまり行われていない。考えてみると補聴器特性を個々の耳に合わせて作るのでなければ，現在の補聴器の特性からみて多少範囲が広いとしても，固定レスポンスが基になっているように思われる。

　補聴器のフィッティング・評価の分類を図50に示した。現在では処方的方法が多いようである。これは，補聴器を直接使わずに，オージオグラムの聴力レベルの2分の1を装用の利得とする（half gain rule）とか，MCLを求めてスピーチ スペクトル レベルをMCLまで増幅する方法である。また補聴器を使い域値の低下のレベルを測定，あるいはスピーチスペクトルレベルを増幅して，ダイナミックレンジの中にできるだけ多く入るようにする方法などが，装用試行として行われている。

　いずれの場合でもフィッティング方法によって選ばれた状態は，装用の目安と考えられるもので，実際に装用してみて調整を変えることが多い。

　オージオグラムのHTLから望ましい利得を算出する方法は研究

表7　ＨＬから求めた2ccカプラ最大音響利得

POGO	挿耳形	耳掛形	箱形
1/2　250HL-10	＋7	＋7	＋3
1/2　500HL- 5	9	9	3
1/2 1000HL	8	10	0
1/2 2000HL	16	12	21
1/2 3000HL	16	21	23
1/2 4000HL	15	19	23
NAL	挿耳形	耳掛形	箱形
250x＋0.31HL	－1	－1	－4
500x＋0.31HL	＋9	＋9	＋2
1000x＋0.31HL	16	16	13
2000x＋0.31HL	14	15	25
3000x＋0.31HL	15	22	26
4000x＋0.31HL	13	18	17
6000x＋0.31HL	4	12	10

$x = 0.05$（500HL＋1000HL＋2000HL）

者で異なり，それによって得られた利得も違っているが，どれが正しいということはない。

また望ましい特性の利得は，オージオグラムのオクターブ毎の音圧から求めている。しかしこれに対する補聴器には，これらオクターブ以外の周波数にピークやディップがあることが多いが，それは考慮されていない。したがってこれらの方法では補聴器にピークやディップがないことが前提である。ピークやディップは，やかましさとことばの聞きとりに影響するのである。

欧米ではHLの2分の1あるいは3分の1を元にして挿入利得としての最大音響利得を求める。カプラ利得は音響利得から受話器とイヤホンの関係を入れて換算値で補正する。例として表7にNALとPOGOの計算方法を示す。ただしNALではHLが2000Hzで90dBを超える場合，POGOでは1000Hzが95dBを超えると

きは補正値が変るがその値は省略した。

2．フィッティング方法
① 実耳挿入利得

挿入利得は，音場のスピーカからワーブルトーンで各周波数共に等しい音圧を出し，補聴器をつけて，外耳道にマイクロホンにつけたプローブチューブを鼓膜近くに挿入して音圧を測る。次に頭を除いて頭の中心の位置で音圧を測り，その差を挿入利得とする。人間個人で測ったものを実耳挿入利得という。real ear insertion gain の訳であるが，欧米ではこれで補聴器の調整をしている。わが国ではほとんど行われていない。

補聴器をつけないで自然の状態で外耳道にプローブチューブを入れ鼓膜近くで音圧を測ると 3000Hz 近くに 10dB 以上の音圧増加がある。これを open ear gain という。これは耳介の反射と外耳道共鳴によるものである。この増加は正面から音が入った場合で，音源の位置が変わると増加する周波数や音圧が変わる。補聴器の耳せんで外耳道を塞ぐとこの gain は無くなるので正常状態とは違った聞こえになる。

insertion gain は鼓膜面の音圧を知ろうとするのであるが，鼓膜面の音圧がわかっても聴覚との関連はない。このような物理的測定値を基準にするよりも，本書で述べるように，難聴耳の感覚的な最小可聴値を基準とし，補聴器の出力音圧が域値上どの位がよいか決めるほうが単純でわかりやすい。このときは単なる音圧の比較であるが，域値上の感覚的大きさはそれに比例する。

フィッティングにはカプラ測定によるのが実施しやすいので，挿入利得からカプラ利得に換算する計算式ができているのかもしれない。

② functional gain

実耳挿入利得は functional gain で代用することができる。その

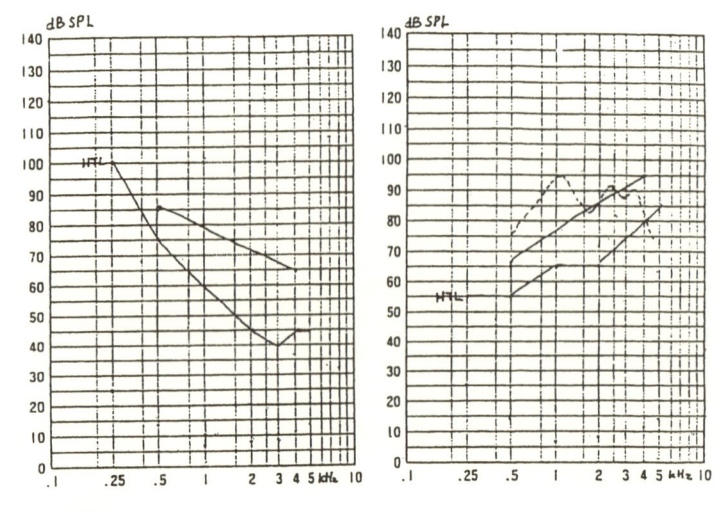

図51 補聴レベル。
　　　下線はHTL，上線は補聴器の出力音圧。両者の差が補聴のレベル。

方法は次にようである。

　スピーカの前 1m に，測定耳を前に45°向けて坐らせる。反対耳はマスクで遮蔽する。まず裸耳で，オージオメータあるいは減衰器付の発振器から増幅器を通し，スピーカから音を出して各周波数で HTL を求める。次に補聴器を装着して HTL を求める。このとき補聴器を通すと耳に入る音が増幅分だけ大きくなるので HTL にするにはスピーカの音を小さくして測る。音が小さくなると防音室内の暗騒音が影響するので，スピーカの音が 5dB ずつ下がっていることを騒音計で確かめる。実際には入力音は暗騒音のレベルまでしか測れない。測定後裸耳の HTL の大きさのスピーカの音のレベルと，補聴器装着時の HTL のレベルとの差が functional gain で，実耳挿入利得と言ってよいが測定方法を明記することになっている。

　③　SPL メータによるフィッティング方法（大和田法）

　前にも述べたようにオージオメータは受話器で HTL の音圧を測

定するが，補聴器はイヤホンで，各々音圧測定方法が異なるのでHLと補聴器出力音圧を直接比較することができない。またオージオグラムから望ましい補聴器の利得を算出してオージオグラムに書き入れると，望ましい補聴器の出力音圧を知ることができるが，波形をみて補聴器の出力特性と関連づけるのは極めて難しい。HLとSPLではHTLの値も違うし音圧の記録方法も同じではないからである。

聴覚のHTLをイヤホンで測ると，その値はSPLであるから，補聴器の出力音圧とHTLを直接比べることができる。HTLと出力音圧を見比べてみると補聴器のピークやディップの影響がわかりそれに対応するのも容易である。さらにHTLと補聴器の出力音圧を同じ耳せんを使った条件で測定しているので，前に述べた外耳道内音圧の違いを考える必要がないので好都合である。

具体的にはまず，HTLをSPLメータで測定する。補聴器の出力特性図はSPLで表わされているので，HTLの値をこの図に記入する。次に補聴器の出力音圧について望ましい値を決める。原則としては，4000HzのHTL上20dB，500HzのHTL上5dBの値に印をつけて両者を線で結ぶ，このレベルにほぼ一致するように補聴器の特性を調整する。ただし，4000Hzが85dBを超えるときは4000HzのHTL上レベルは10dB以下とする（代表例を図51で示した）。

聴覚の状態からこの原則をふまえたフィッティングの例を挙げる（図52）。最近よくみかけるSPLで1000Hzのディップが大きい例がある。原則では1000Hzから4000HzまではHTLに平行に約20dB強くするが，この場合低音聴覚がよくないので低音を強くすることを考える。また高音急墜形では補聴器出力のピークの周波数を，約90dBをこえる周波数より2分の1オクターブ低い位置に置く。その理由は高音聴覚障害による内耳ひずみの影響を少なくするためである。このようにするには特性を注文できる耳穴形が

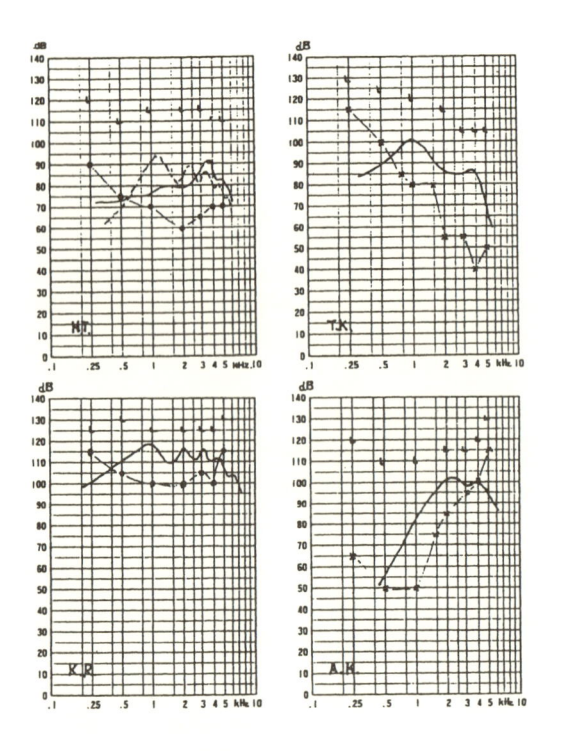

図52 イヤホン測定のときのフィッティング例
　　　（実線は使用補聴器の出力音圧）

よい。ピークの周波数をきめにくいときはピークシフト形が使いやすい。

　一般に耳穴形は耳介による反射音がマイクロホンに入るので，補聴器では 3000Hz 付近の出力を約 10dB くらい小さくすると聞きやすい。4000Hz は再び強くして，耳介効果を加えて 3～5kHz が平坦になるように考える。

　SPL 法によるフィッティングは単純であるがその設定理由は次のことから考えられている。

11節 フィッティング

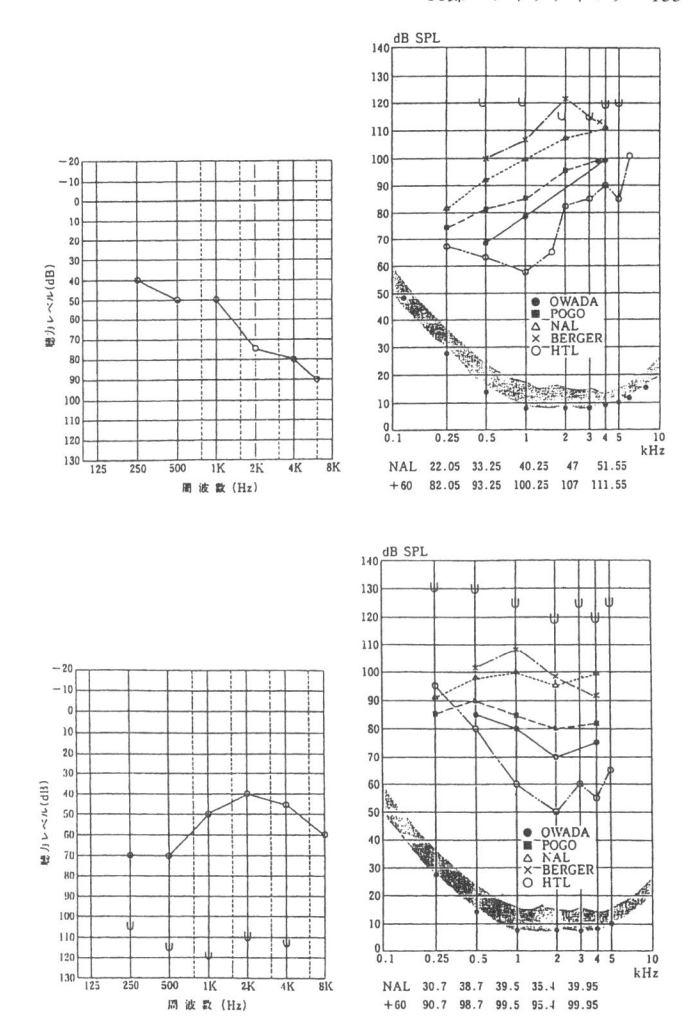

NAL	22.05	33.25	40.25	47	51.55
+60	82.05	93.25	100.25	107	111.55

NAL	30.7	38.7	39.5	35.4	39.95
+60	90.7	98.7	99.5	95.4	99.95

図53　同じオージオグラムから算出した補聴器の出力音圧特性。
　　　線が重なるので分けて示した。
　　　出力レベルはボリウムで変わるので4法の形を比較してほしい。

1．4000Hzを重視するのはことばの弁別に影響が大きいからである。また500Hzは音質と日常騒音を考慮したからである。

2．入力となることばを構成する周波数と強さの関係をみると，低音で強く高音で弱くその差は約20dBである。

3．ラウドネスの関係から低音が強いと雑音の影響で高音域音の邪魔になる。

4．MCLの値はHTL上ほぼ20dBにあるが，難聴が高度になればこの値は小さくなる。

5．多くの補聴器の調整では，周波数別に出力レベルを変えることができないし調整範囲にも限界がある。またデジタル技術でオクターブ周波数別に出力レベルを正確に合わせることができたとしても，それでことばの聞きとりが良くなるかも疑わしい。デジタル処理で多くの調整が可能になるが，聴覚との関連が現在では明確になっていない。

わが国ではPOGOとNALの方法が多いようである。欧米で行われている挿入利得をカプラ利得に換算し，私のSPL方法とどのような関係にあるかを図53で示す。聴覚にもよるが傾向には著しい差はない。各研究者により差はあるが，どの方法でも初期設定なので方法にこだわることはない。

④ 大和田法の要約

大和田法フィッティングの要約は次のようである。

1．SPLメーターで最小可聴値（HTL）を測る。

2．使用状態の補聴器特性を入力70dBで求める。

3．1と2を重ねると域値上の補聴のレベルがわかる（図54）。この図では低音が強すぎる，高音が不足である。また1300Hzのピークは除くようにする。

4．多くの場合4000Hzの域値上20dB，500Hzで5dBがよい。ただし4000Hzが85dB以上なら域値上10dB以下とする。

5．出力特性のピークは5dB以内とする。

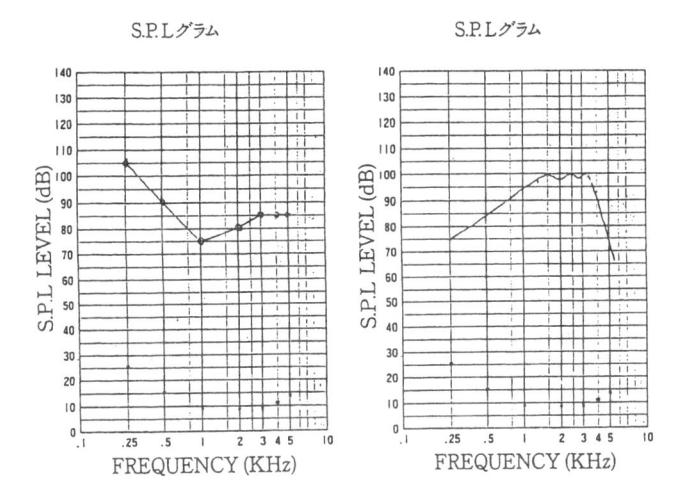

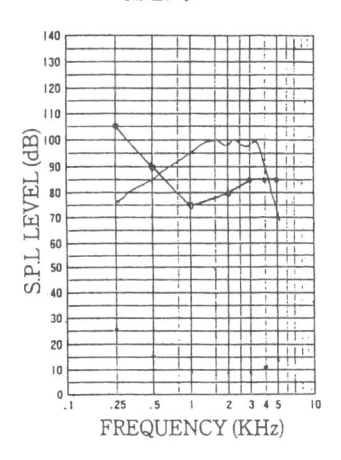

図54 HTL（上左）と補聴器出力音圧（上右）
　　　両者を重ねる（下）と補聴のレベル（聞こえる範囲）がわかる。

6．補聴器の最大出力レベルが 125dB 以下ならば出力制限はしなくてよい。

出力音圧の制限は聴覚障害の予防にあるので，障害を生ずる可能性が少ない出力の補聴器では必要がない。丁度よい音で聞いているときに強大音が入ると最大出力に達するが，最大出力は補聴器で限界があり，120dBをこえないようならば出力制限はしなくてよい。

　利得の大きい補聴器で最大出力制限を行なうと，ボリウムを少し大きくすると利得が急に増大し，小さな目盛で最大に達する。従って中等度難聴者が使うと非常にやかましい。聴覚の程度に応じて利得の大きさを決めることが大切である。

　うるささを減らす目的で出力制限を行なう傾向があるが，うるささは音の大きさよりも音質に関係し，音は大きくなくても嫌いな音があり，その時の状況で不快になる。レベルも変わる。やかましさを抑えるには高音域を低下させると効果が大きい。しかしことばの明瞭さは低下する。一般的にやかましさ，うるささを抑える方法はアナログでもデジタルでもことばの明瞭さは低下する。しかしやかましさが減ると聞きやすくなるので，その面での効果はある。これはアナログでもデジタルでも同じである。

3．フィッティング後の補聴器の使い方

　フィッティングの後で実際に補聴器を装着して使うときのアドバイスを記す。装着には自分で考えて工夫しなければ有効に使えない。

① 使い始めには
  ・始めは短時間にする。
  ・テレビのニュース（NHK）を聞いて聞きとりの学習をする。
  ・近くで静かな所で向かい合って話す。
  ・ボリウムは話がわかる程度に小さくする。

② 少しなれてきたら
  ・2～3人で会話する。
  ・話し手の方に向く。
  ・ゆっくり話してもらう。

・テレビのドラマを聞く。
③ やかましさ対策
　・音がひびくときは高音を抑える。
　・騒音下ではボリウムを下げて近付けて聞く。箱形ではマイクを相手の口に近付ける。
　・多数の人の中ではＬにして聞く。
　・高出力の補聴器はやかましい。
④ こもり音・ハウリング
　・音がこもり，自分の声が大きすぎるときは耳せんを小さくする。またはこもる耳せんの根元に孔をあける。耳穴形では指で耳の下から押し上げて，補聴器をゆるくする。
　・ハウリングがあれば耳せんを変えてみる。どうしても止まらなければイヤーモルドにする。それでも起きれば作り直す。
　・口をあけたり，話をするとき，頭を傾けてもハウリングにならないようにする。
　・耳せんが落ちやすいときはイヤモールドがよいが，着脱の練習が必要。
⑤ その他の注意
　・左右交互に使い耳を休ませる。
　・静かな所では良聴耳に，少し騒音があるときは聞こえのよくない側で聞く。
　・講演会場や教室では磁気ループ受信がよい。
⑥ 故障かな。自分で考えて対処する。
　・音が出ない：電池が入っていない。電池消耗，＋－が逆，耳形ではチューブに水（チューブを外して振る），耳穴形ではワックスガードに耳垢つまり（ブラシで清掃）。
　・音がよくない：イヤホン不良は交換。ブーという音はＭＴスイッチがＴ，電池電圧の低下。
　・時々雑音，音切れ：箱形ではコードの断線（コードを替える），

電池接点の接触不良，電源又はボリウムの不良（ゆっくり聞きながら操作してみる→修理）。

4．装用後の苦情対策

補聴器で望ましい特性をきめたとしても，そのままでよいことは少なく，種々の環境下で聞くと不満が多い。使用場所で話がわかるような調整がほしい。この調整は販売店で行なうが，使用者は微妙な聞こえの表現ができないので，販売店では調整の判断に迷う。使用者に聞かせて調整する。しかし店と使用場面とは状況が変わるのでうるさくて使えないことが多い。販売店に行くのも不便である。

そこで実際の場所で，聞きながら自分で調整できるようになればよい。現在，アナログであるが箱形と耳掛形でそのような補聴器があることは前に述べた。調整は音量と音質だけであるが，将来，病的聴覚が解明されればデジタル技術で，一つの調整で音質だけでなく聞きとり改善の調整もできるようになるだろう。現在の音質調整は静かな所ではHに，人声の多い所ではLで話がわかる。また音楽はLで聞くとよいが，好みがあるので聞きながら調整ダイヤルを廻して使う。

フィッティング後の調整方法の参考を表8に示した。

5．補聴器フィッティングのまとめ
① 補聴器適合（フィッティング）の原則
　a．補聴器の音を最小可聴値（聴覚域値）より大きくする。
　b．ことばの弁別（了解）に必要な周波数の音を選択的に聞かせる。
　c．不快でなく常時使用できるようにする。
② 補聴器のフィッティング
　a．目的：ことばがはっきりわかり，快適な装用ができる。
　b．方法：聴力測定による音圧と補聴器の出力音圧とを比べて，

目的に合う補聴器を選ぶ。
    c．実施：科学的な理論に基づき原則に合うような目標を立てる。
    d．望ましい条件。
        ・過程の考え方が単純であること
        ・少ない設備でできる
        ・実施が容易
        ・短時間でできる
③ フィッティングの手順
    a．補聴器についての説明
        ・難聴耳の聞こえ
        ・補聴器で何が聞こえるか
        ・補聴器の使い方
    b．フィッティングのための聴力の測定
        ・測定機器：SPL（ヒアリング）メータ，オージオメータ，スピーカでの音場測定
        ・測定項目：最小可聴値，MCL，不快レベル（LDL, UCL），ことばの検査
    c．補聴器の測定
        ・測定機器：補聴器特性測定装置（自動，手動）
        ・測定項目：周波数レスポンス，90dB 出力音圧，音質および出力制限調整特性，利得（ボリウム）調整器特性
    d．測定結果からきめること
        ・補聴レベルの目標をきめる。
        ・片耳か両耳か。
        ・片耳とすればどちらに使うか。
        ・周波数レスポンスはどれがよいか。
        ・最大出力音圧はどのくらい必要か。
        ・どの形の補聴器にするか。

表8 補聴器装用メモ

補聴器使用者の訴え	理由・原因	対策
1．ことばの明瞭さが良くない	高音域出力不足 出力制限をしている	箱形ではイヤホンを 　　　　W形にする 向かい合って話す 耳掛形では1000Hzの 　　ピークを除く 強出力でない限り 　出力制限をしない
2．離れるとわからない	補充現象のため離れると音が急に小さくなる	静かな所ではボリウムを大にする。ただし周囲雑音があるとわからない。使用範囲は3mぐらい。
3．周囲の音がうるさい	社会音は低域が多い 出力音にピークがある 高音域が強すぎる	低音域の増幅を下げる 箱形ではイヤホンを 　　　　W形にする 耳掛形では 　ダンパフックを使う 高音域を下げる
4．自分の声がひびく	外耳道閉鎖による	耳せんを小さくする。 耳穴形はゆるく入れる 低音域の増幅を下げる
5．ハウリング	外耳道の音が外に漏れる	耳せんを変えて外耳道に密着させる イヤモールドを作る
6．高音が響く，食器の当たる音や紙の音が強い	高音域が強い	高音域を小さくする 低音域を少し大きくし ボリウムを下げる

補聴器使用者の訴え	理由・原因	対策
7．片耳で合わせても明瞭さが低い	内耳歪みのため	両耳に正しい補聴をする
8．会議でわからない	話者との距離が離れている 周囲雑音	会議の時に両耳補聴磁気ループを使い補聴器はTで聞く
9．耳掛形・耳穴形では反対側の話がわからない	頭で遮蔽され音が小さくなる	話者の方を向く 両耳補聴をする
10．喧しい所で聞く方法	感音難聴では音があるとわからないのが特徴	箱形なら口元に補聴器を近づけボリウムを下げる 耳掛形は近づいて話す人込みの中ではLにし（高音域を下げる）近くに寄って聞く
11．長時間難聴のままで補聴器がうるさく使えない	音刺激がないので域値即不快になる	不快でない小さな音を2～3ケ月間聞かせ次第に大きくしてダイナミックレンジを拡げる。まずラジオTVをイヤホンで聞くことから始める
12．デジタル補聴器の不満	デジタルは処理方法でフィッティングをデジタルで行うわけでない	フィッティングは人がアナログで行うのでその方法がよくなければ聞き取りのよい補聴器にはならない

・骨導補聴器がよいか。
　　・イヤモールドの形とデザイン
　e．望ましい周波数レスポンス
　　広帯域で 5000Hz まで平坦で，出力の大きい特性がよい。高域における最大ピークの周波数までを有効範囲と考える。
④　フィッティング方法
　a．SPL メータ（イヤホン測定）で聴力を測定したときは，補聴器特性記録紙に最小可聴値その他を記入する。次に最小可聴値に平行する出力特性の補聴器を選ぶ。初期の調整は補聴器への入力70dBとしたとき，4000Hz で域値上 20dB，500Hz では 5dBとする。90dBSPL をこえる難聴ではダイナミックレンジの3分の1のレベルにセットする。

　　補聴器用イヤホンで聴力を測ると，最小可聴値や LDL の音圧と補聴器の音圧とを直接見比べることができるので，補聴のレベル設定が容易である。音圧測定のカプラは両者同じものを使うならどのカプラでもよい。
　b．周囲騒音が多いときには低域を制限し，高い音がひびくとき，また衝撃音がひびくときは高音域を制限する。高出力補聴器では PC を働かせる。
　c．最小可聴値と MCL の差を利得とする方法。
　d．オージオグラムから half gain を原則とする方法。
⑤　補聴器の評価
　a．聞きとりの良さで評価するのがよいと思われるが，日常生活に対応するような検査方法がまだできていない。単語検査で70％以上あればよいとしているが，一応の目安である。
　b．補聴器をつけた音場測定で純音またはバンドノイズを聞かせ最小可聴値が等しいレベルになっていればよいとする。
　c．補聴器の入力音圧を 70dB として，各周波数で聞いた音が等ラウドネスならばよいとする。

12節　補聴効果の評価

　補聴器を装用するとき，残された聴力を最大限に利用するように心掛けるが，実際にそれを確かめる方法はないといってよい。装用させた側はもちろん，難聴者にとっても，その補聴器が最もよいかどうかわからない。補聴器を使わない時よりよいということは確かめられる。しかし何かの方法で，補聴器別の装用効果を知ることが望ましい。ひとつの方法として，使用者のアンケートによる方法もあるが，満足度が個人によって変るし，また各種の補聴器を試してみるわけにもいかない。

　①装用効果の評価

　装用効果は，ことばの聞きとりだけでなく，使用の結果社会生活における変化なども評価の中に入れようとすると，一層むずかしくなる。補聴器の評価は，より良い聞きとりの調整方法を見出すために行うので良否の判定ではない。

　難聴耳に補聴器がどの程度適合しているかをみる方法として，語音の明瞭度検査が行われている。この方法は1940年頃から盛んに研究され，論議された。その結果，語音明瞭度検査は補聴器の選定方法として適当でないとし，実施しない研究者もいる。語音検査は検査用の語表の作り方によって変り，学習効果もあることから，連続的に検査すると，結果として変ったものが，器種による差なのか，学習効果なのか明確にすることが難しいことがある。諸外国では多くの場合単語検査なので，学習されやすいが，わが国では一音節検査であるから，単語より学習効果は少ないと思われるが，それでも回を重ねると，明瞭度は上昇する。明瞭度検査結果から差があるとするのには，20％をこえていなければ言えないようである。

　オージオグラムでの周波数別の音の強さの測定では補聴器の効果を測定するのは困難である。

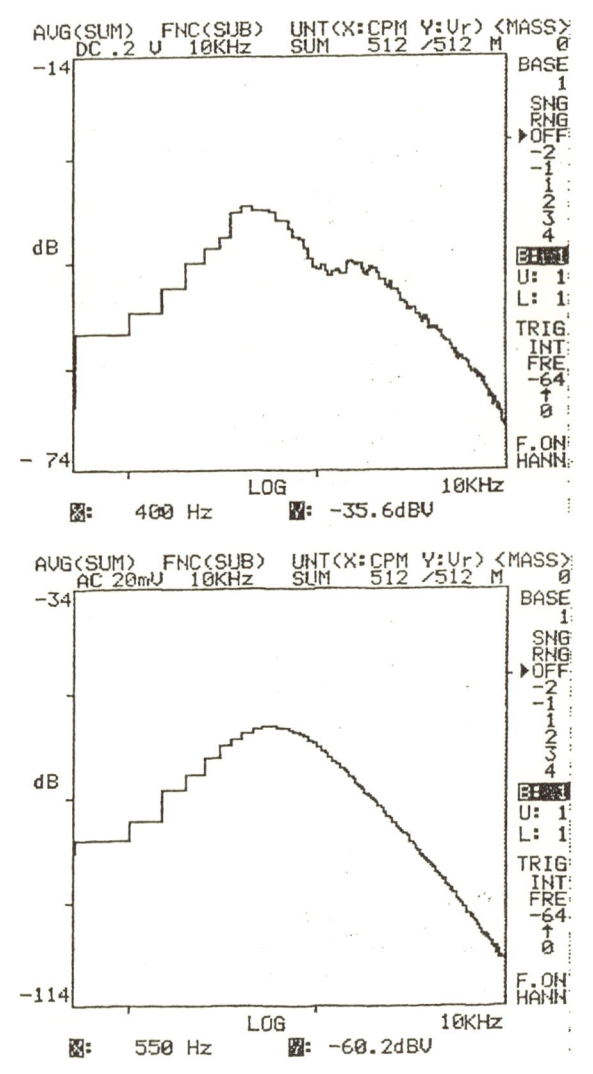

図55 マルチトーカノイズ（上：大和田）と似せて作ったスピーチノイズ

補聴器の評価に語音検査が行われるのは，語音の聞きとりの状態を知ることができるからである。わが国の語音検査は診断用で，単音節50語の語表を用いている。いくつかの語表について音の大きさを変えて正答百分率を求めその最高の正答率を最高明瞭度とする。

補聴器で聞くのは，音場で単音節ではなく，文章なので意味があり，単音節の明瞭度と必ずしも一致しない。諸外国の明瞭度測定の語表は単語が主流である。単音節よりは会話に近いが，単語や文章になると正誤をどの部分で取り出すかによって結果が変わるので判断が難しい。補聴効果の評価にはわが国でも単語による測定が行われている。

語音明瞭度の測定方法は Audiolog.Jap.Vol.43，668頁（2000年）を参照していただきたい。

②補聴器の評価

補聴器の評価には雑音の中で明瞭度の検査を行っている。雑音を加える理由は，補聴器を使う場所は雑音が多いからということもあるが，それよりも補聴器の評価を容易にするということがある。静かな所では補聴器間に差がなくても，雑音を聞かせて明瞭さを低下させると差が出やすいのである。この時の雑音は再現性があるものがよいので，スピーチノイズやマルチトーカバブル（スピーチバブル）などが使われている。

スピーチノイズは，スピーチの長時間スペクトルを模擬したもので，音源にホワイトノイズを用い，500Hz 以上でオクターブにつき約 10dB ずつ低下するようなフィルタを通したものである。聴いた音の感じはホワイトノイズより低音が大きい。

マルチトーカバブルは，多数の人が同時に発語したものを集めたもので，人数などの決まりはない。3～4名の発語を繰返し録音したものもある。著者らが作成したのは，男女各7名ずつ計14名が，同時に本を10分間，休みなく読んだものを混合して録音したものである。スピーチノイズに比べて音が粗く，ざわざわした感じであ

るが，ことばの内容はまったくわからない。スピーチノイズとマルチトーカバブルのFFTによる周波数分析を図55に示した。

正常者についてこのふたつのノイズのマスキング効果を，等しい強さとして明瞭度検査で比較すると，マルチトーカバブルはスピーチノイズより約10%低くなる。

ことばによる補聴器の評価にはまだきめられた方法がない。検査としては明瞭度検査，理解の検査，音質検査などがある。明瞭度検査としては診断用の57式語表が流用され，理解の検査としては2音節単語や文章があり，各機関で適当な語表を作り実施されている。音質検査は文章によることが多いが，話者の影響もあり，何を基準に音質評価がされるかが明らかでない。また音質評価にことばの明瞭さなどが関与してくることもあり，評価結果の意味付けはむずかしい。

ことばを使った評価がむずかしいので，ことばを使わないで評価することも行われている。補聴器を装用させないで，聴力と補聴器の特性の上から評価する方法もあり，補聴器を通して音を聞かせる方法もある。

補聴器を使って純音またはバンドノイズの一定入力音圧で最小可聴値を測り一様な聴力のレベルになっていればよいとする。

また補聴器を調整しながら，スピーチスペクトルレベルに利得を加えた値がMCLの間に広い領域にわたり入っているかをみる。

3分の1オクターブバンドノイズで1000Hz 60dBを出し，使用補聴器をつけて丁度聞きよい大きさとしたとき，各周波数でのラウドネスがほぼ等しければよいであろう。

これらの方法である程度評価できるが，ことばをきくのであるからことばによる評価方法の確立が望ましい。

13節　補聴器の故障

　補聴器から音が出ない,聞きとりが悪い,雑音が出るなどすべて故障ということになる。このうち補聴器の使い方の説明不足や,使用者の不注意のため故障でないこともある。電源スイッチを入れ忘れたというのは稀であるが,電池の消耗が原因で,聞こえが悪くなったり低音の発振があることもある。電池を新しくすればわかる。

　故障といわれたとき,健者が自分で聞いてみる。耳掛形や挿耳形のときは長いチューブを用意しておいて聞く。慣れると,故障はマイクロホンかイヤホンかスイッチかなどある程度の判断ができるようになる。詳しくは補聴器特性測定装置で周波数レスポンスやひずみをみる。

　補聴器の形によって故障の頻度の多いものがある。箱形補聴器ではイヤホンコードの断線が多く,コードと本体の接続コンセントの接触不良が多い。また電源スイッチは使用頻度が多いので,電池ボックスの電池の接触不良と共に,各形に共通して故障頻度が多い。電池の接点をアルコールで拭くだけで回復する。接点のバネのゆるみもある。箱形では高出力で使っていると,イヤホンの故障で音がわれて聞こえることがある。

　耳掛形補聴器は肌についているので汗が入り,断線したり,電池と接点の間が錆びて音が断続する（→接点を磨く）,冬や梅雨時にはフックと耳せんの間のチューブに水がたまり急に聞こえなくなる（→チューブを外して振る）,耳せんやイヤモールドの音道に耳垢やゴミがつまる（→洗剤で洗う）,フックに入れてあるダンパにごみがつまったり,濡れたりして聞こえない（→ダンパフックを替える）。カスタム・カナル形ではイヤホンの出口が細いので,耳垢がつまって聞こえなくなることが多い（→耳垢を取り除く）など補聴器そのものの故障でないことが多い。

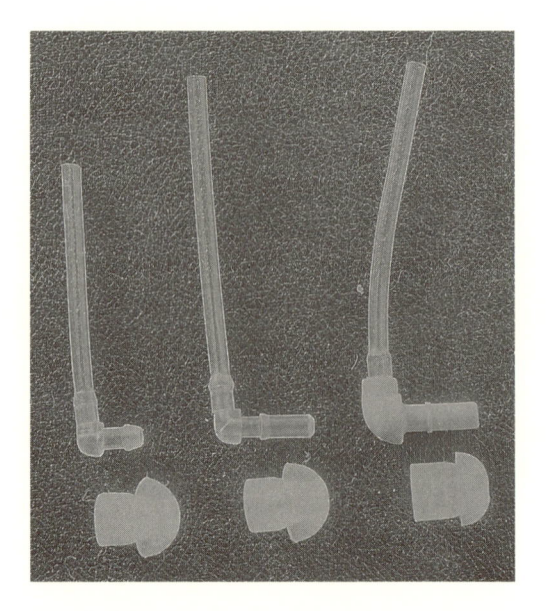

図56 ジョイントと耳せん

　故障といわれる中に，調整器を自分でまわしたために，聞きとりが悪くなっていることもある。調整器には記号がついているが，小さいこともあり，どちらにまわせばどうなるか，何の調整かわからないときにチューブを使って聞きながら操作するとよくわかる。

　ハウリングになるとことばが聞こえない。そのためハウリングを故障と思う人がいる。まず耳せんの大きさを変えてみてハウリングがおこらないようにする。耳せんがゆるむとハウリングになる理由を説明し，口を動かすと外耳道が動くので耳せんが外に押し出されハウリングになることを知らせ，耳せんを押し込むことを教える。それでもハウリングになりやすいときはイヤモールドをつくる。

　ハウリングは外耳道と耳せんの間だけでなく。補聴器自体でおこることもある。耳掛形の補聴器では，フックを外して，本体のイヤ

ホンの出口を指で塞ぎ，ボリウムを最大にして，本体を耳に近づけて聞いたとき，何かの発振音が聞こえるときは内部の発振で補聴器の故障である。何も聞こえなければフックをつけてその出口を指でふさぐ。ハウリングがあればフックとイヤホン出口との間に隙間がある。フックの接続部が割れていることがある。さらにチューブ，耳せんと順次指で塞いで，ハウリングがどこからおこるかを確かめる。耳せんをはめ込んでいる隙間からもれることがある。この時は耳せんの先まで達するジョイントにするとよい（図56）。出力が大きいときはフックと耳せんをつなぐチューブに肉厚のものを使うとよいことがある。

　補聴器内部の故障は，マイクロホン，イヤホン，スイッチ，ボリウムなどで，それらを接続しているコードの断線などがある。増幅部の故障は少ないが，その故障のときは現在ではＩＣが多いので全体を取換えている。

　本体以外の故障はよく注意すればわかるので，修理に出さなくてすむようになる。簡単な部品は手元に置くようにすることが望ましい。

14節　幼小児の補聴器

　幼小児の補聴器装着については，各例毎に成人と違って状況が著しく異なるので，個々に方法を考えながら対応しなければならない。

　聴覚の測定ができたときは成人のフィッティングに準ずればよい。HTL の測定はオージオメータでは受話器を使うが，大きくて重いので装着し難いし嫌がることが多い。幼児の補聴器装着のためには正確な HTL を求めなくてもよく，難聴の程度がわかればよい。それには SPL メータをすすめたい。SPL メータは小形イヤホンを使うので耳に入れ易く軽い。イヤホンにつける耳せんの大きさを適切に選べば 2〜3 歳でも聞こえを測ることができる。応答は押ボタンよりも，手で合図するか遊びを取り入れた方がよい。少し練習すれば HTL に近い値を得ることができる。

　幼児の聴力測定に，音刺激の反応による振り向きや体動を眼で見る代わりにセンサーで出力して記録する Crib-OGram がある。またネオメータといって小型のワーブルトーン発振器から音を出して眼の動き，振り向き反応を見る方法もある。音は 500, 1000, 4000Hz で，5〜10cm 離れた音の強さが表示されている。

1．COR 測定方法

　1 歳から 3 歳未満の幼児に適した方法である。2 歳代では 4 周波数はほぼ測定ができる。3 歳以上では反応を起こす報酬が単純すぎて飽きてしまう。1 歳未満や発達遅れでは条件付けができにくい。3 歳以上では通常の方法か，人形などを使って遊びを兼ねた play audio がよい。

　測定には幼児聴力検査機を使う。音場で受話器を使っても測定できるが受話器は大きくて重いので挿耳形イヤホンがよい。

　被検児は装置の前方 50cm の位置に座るか母親に抱いてもらう。

被検児の目の位置が人形の高さになるようにする。一方のスピーカから十分聞こえる音を出し1秒遅れて同方向の人形の照明をつける。被検児は音が出る方向に顔をむけて人形を見る。音刺激で振り向いたら必ず人形を照らす。3～4秒後に音と光を同時に消す。2～3秒の時間をおいて反対側から同様の刺激を与える。この操作を3～4回繰り返すと条件付けができて，音だけで音源方向を振り向くようになる。

域値の測定は大きな音から10～20dBのステップで音を小さくし，反応域値に近くなったら5dB毎の変化を繰り返し域値を決める。

2．遊戯聴力検査

幼児の聴覚測定を遊びの中で行う方法である。決まった方法があるわけではなく，検者が幼児に興味ある遊びを考えて実施する。音が聞こえたら報酬として遊びを与える。例えばオハジキを箱の中に入れる，数が増えることに興味を持たせるなどである。始めに検者は幼児と仲良くなることが大切で，警戒心を持つようだと測定はできない。

十分聞こえる音で反応が確実になったら，音を10dBくらい小さくして，域値近くなったら5dBとして，最小可聴値を求める。

3．幼小児の聴性行動観察

Peep show test あるいは play audio. も，イヤホンでの測定ができなければ聴性行動をみるのが主となる。この場合幼児と常に接している母親から聞こえの状況を聞いて参考にする。音刺激あるいは呼びかけなどでまったく反応が無ければ高度難聴と考える。ABRなどの電気反応は聴覚ではなく，聴覚との関連も確実でないので参考までに止め，行動観察を主にする。難聴が疑われたときは，たとえ軽度と考えられても補聴器の装着をすべきである。軽度でないか

もしれないからである。装着にはイヤモールドを作るが，イヤモールドを入れると自分で外してしまうことが多い。装着を嫌がらないようになるまで練習してから補聴器を使う。

　補聴器で聞かせる音の強さの目安は，純音を聞かせて驚きの反応がない十分な音として行動反応をみる。何かの反応があればそのまま装着して，各種の音刺激や呼びかけで反応をみる。音を聞かせたときイヤモールドを外してしまうようなら音が大きすぎると考える。これらのことは，何故そのような反応をするかを考えて対処する。

　長期間音を聞いていないと，音が聞こえたとき直ちに不快と感じるらしいので，始めは小さな音を聞かせる。時と共に不快音への耐性の大きさが徐々に強くなるのでそれを待つ。イヤホンに慣れることも大切である。HTL 上 10dB くらいの音が聞いていられるようになれば補聴器が使えるように思う。ただ難聴者の HTL 上 10dB のラウドネス増加は正常者と等しくないことも考えて対応する。

　高度難聴と考えられるときは補聴器の出力音が聴器障害を生じない十分なレベルで装着する。使用レベルでハウリングがないようなイヤモールドにする。その後の行動観察を綿密に行って補聴レベルを調節する。

　幼児の補聴器は耳掛形補聴器を肩に固定すると動きの邪魔にならない。肩の補聴器からの伝音チューブを長くしてイヤモールドにチューブを固定して使う。または耳掛形補聴器のイヤホンの代わりにイヤホン接続端子からコードをフックを通して出し，外挿イヤホンをつけて使う。外挿イヤホンは耳掛形のイヤホンより特性が良いので聞きとりは良い。伝音チューブもイヤホンコードも，頭を動かしても支障がない長さとする。いずれも装着後の行動観察が重要で結果の聞きとりの良さを左右する。もし聴覚の程度を誤って，考えたよりも良く，成長したとき正常に近いようなら補聴器が無駄になるだけである。難聴ならば早期の補聴が重要で，難聴を見逃してはいけない。

乳幼児の補聴器装着には聴覚測定ならびに装着指導に時間と経験が必要なので，耳鼻科医が行うより経験の豊富な言語聴覚士に依頼するとよい。

　参考文献：幼児難聴，特にその早期発見　鈴木篤郎　金原出版，1997。

あとがき

　補聴器の供給者（販売者）は対象が難聴という障害をもった者であることを改めて認識し，補聴器販売を単に利潤追求の手段とするのでなく，難聴者の身になって，その不自由さの軽減を目的としてほしい。販売者は難聴者に悦ばれるようにしているというが，正しい販売方法をしているならば，よく聞こえない補聴器をいくつも持っているはずはない。

　難聴者はどの補聴器が自分に合うのかわからない。よく聞こえる補聴器を与えるには聴力と補聴器の測定が基本になる。現在のように設備もなく親切だけの販売方法は改めなければならない。

　難聴者の数は正常者に比べれば遙かに少なく，ファッション性もない補聴器は，よく聞こえるようにすれば数年は使用できるので，次々と売れるわけではない。したがって企業の対象とするのは無理なのである。

　高齢化に伴い難聴者は増加するであろう。その人々によく聞こえる補聴器を供給するのには，一般の商品と違って，測定のための諸設備をもち，フィッティングの技術を熟知し実施しなければならない。これらなくして安易に補聴器を販売することは止めてほしい。そうでないと難聴者は補聴器に失望し使わなくなるだろう。

著者略歴
大和田健次郎
 1917年 岩手県盛岡市に生まれる
 1941年 慶応大学医学部卒（耳鼻咽喉科学）
 1963年 東京学芸大学教授（特殊教育研究施設）
 1981年 東京学芸大学名誉教授
 1989年 補聴総合研究振興会会長

三訂・補聴器のフィッティング

発　行　　第1刷　2004年4月7日

著　者　　大和田健次郎

発　行　　（株）岩崎学術出版社
    東京都文京区小日向1-4-8
    電話 03-3947-1631　ＦＡＸ 03-3947-1088

印　刷　(株)朝　陽　会

乱丁・落丁本はおとりかえします。